供护理、助产、药学、检验、影像、口腔、信息、中药、康复等专业使用

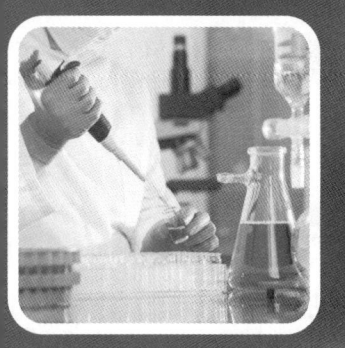

医学基础综合实验教程

U0333527

主　编　张晓丽　童学红
副主编　孟庆鸣　麻　智
编　者　（以姓氏笔画为序）

白　容　北京卫生职业学院
杜　娟　北京卫生职业学院
李利生　首都医科大学
李佳怡　北京卫生职业学院
张晓丽　北京卫生职业学院
周呈武　北京卫生职业学院
周树启　北京卫生职业学院
孟庆鸣　北京卫生职业学院
徐　进　北京卫生职业学院
奚　丹　长春医学高等专科学校
麻　智　北京卫生职业学院
童学红　首都医科大学

华中科技大学出版社
http://www.hustp.com
中国·武汉

内容简介

  《医学基础综合实验教程》是为高职高专医学院校各专业编写的医学基础相关的实验辅助教材。《医学基础综合实验教程》将传统的系统解剖学、生理学和组织学的实验项目整合为一体,通过实践学习使学生能够加深理解正常人体的形态结构与功能,为后续的专业课程学习打下必要的基础。

  《医学基础综合实验教程》共分为十四章,按照人体的各系统编写,包括解剖学和生理学、组织学共 46 个实验项目。使结构和功能更密切地联系在一起,避免各系统实验教学的内容重复和减少教学时数,更有利于学生实践学习的开展和掌握医学基础的基本知识和技能。

图书在版编目(CIP)数据

医学基础综合实验教程/张晓丽,童学红主编.—武汉:华中科技大学出版社,2016.8(2024.7 重印)
全国高职高专医药院校护理专业"十三五"规划教材:临床案例版
ISBN 978-7-5680-2040-4

Ⅰ.①医…　Ⅱ.①张…　②童…　Ⅲ.①基础医学-高等职业教育-教材　Ⅳ.①R3

中国版本图书馆 CIP 数据核字(2016)第 155555 号

医学基础综合实验教程　　　　　　　　　　　　　　　　张晓丽　童学红　主编
Yixue Jichu Zonghe Shiyan Jiaocheng

策划编辑:周　琳
责任编辑:熊　彦
封面设计:原色设计
责任校对:曾　婷
责任监印:周治超
出版发行:华中科技大学出版社(中国·武汉)　　　电话:(027)81321913
　　　　　武汉市东湖新技术开发区华工科技园　　　邮编:430223
录　　排:华中科技大学惠友文印中心
印　　刷:武汉市洪林印务有限公司
开　　本:787mm×1092mm　1/16
印　　张:8.5
字　　数:204 千字
版　　次:2024 年 7 月第 1 版第 11 次印刷
定　　价:32.00 元

前言

Qianyan

　　《医学基础综合实验教程》是医学基础课程配套教材。本教材主要融合人体解剖学、组织学和生理学的实验教学内容,参照高职高专院校各专业相关专业医学基础课程标准和教学大纲编写,主要分为两部分:第一部分为实验总论,主要介绍实验的目的、要求以及常用的实验器械和操作技术;第二部分为实验各论,包括绪论、细胞与组织、血液、运动系统、消化系统、呼吸系统、泌尿系统、生殖系统、脉管系统、感觉器官、神经系统以及内分泌系统等12章节46个实验项目。

　　本教材是帮助学生进行实验、预实验、自学虚拟仿真实验等实验项目的辅助教材。本教材突出基本知识、基本原理和基本操作技能。引导学生由浅入深、由宏观解剖结构到微观组织结构,由形态到生理功能,层层深入,条理清晰,符合学生的学习特点,便于学生掌握知识和实验技能。帮助学生树立局部与整体统一、形态与功能统一、理论联系实际的学习观,为后续的专业课程学习打下必要的基础。

　　本教材是医学基础教育的指导用书,也可作为教师备课、教学辅导的参考用书。

　　由于编写水平有限,书中难免有不足之处,敬请广大读者不吝赐教,提出宝贵意见。

编者

目录

Mulu

第一部分　实验总论

第一章　实验的目的和要求　　　　　　　　　/ 3

第二章　实验动物的基本操作　　　　　　　　/ 6

　　第一节　实验动物的抓取、给药、采血和处死　　/ 6

　　第二节　实验动物的麻醉　　　　　　　　/ 10

　　第三节　实验动物的手术方法　　　　　　/ 12

第二部分　实验各论

第三章　绪论　　　　　　　　　　　　　　/ 25

　　实验项目1　不同刺激强度和频率与

　　　　　　　骨骼肌收缩的关系　　　　　/ 25

　　实验项目2　反射弧分析　　　　　　　/ 28

第四章　细胞与组织　　　　　　　　　　　/ 31

　　实验项目3　显微镜的构造和使用　　　/ 31

　　实验项目4　基本组织切片观察　　　　/ 33

第五章　血液　　　　　　　　　　　　　　/ 41

　　实验项目5　人血液涂片观察　　　　　/ 41

　　实验项目6　渗透压对红细胞的影响　　/ 42

　　实验项目7　影响血液凝固的因素　　　/ 44

　　实验项目8　ABO 血型与 RH 血型鉴定　/ 47

　　实验项目9　交叉配血试验　　　　　　/ 49

第六章　运动系统　　　　　　　　　　　　/ 51

　　实验项目10　运动系统大体标本观察　　/ 51

第七章　消化系统　　　　　　　　　　　　/ 55

　　实验项目11　消化系统大体标本观察　　/ 55

　　实验项目12　消化系统组织切片观察　　/ 56

实验项目 13　离体肠管及影响因素　　　　　　　　　/ 59

第八章　呼吸系统　　　　　　　　　　　　　　　/ 61

实验项目 14　呼吸系统大体标本观察　　　　　　　　/ 61

实验项目 15　呼吸系统组织切片观察　　　　　　　　/ 62

实验项目 16　胸内压和气胸的观察　　　　　　　　　/ 64

实验项目 17　呼吸运动的调节　　　　　　　　　　　/ 66

第九章　泌尿系统　　　　　　　　　　　　　　　/ 69

实验项目 18　泌尿系统大体标本观察　　　　　　　　/ 69

实验项目 19　泌尿系统组织切片观察　　　　　　　　/ 70

实验项目 20　影响尿生成的因素　　　　　　　　　　/ 72

第十章　生殖系统　　　　　　　　　　　　　　　/ 75

实验项目 21　生殖系统大体标本观察　　　　　　　　/ 75

实验项目 22　生殖系统组织切片观察　　　　　　　　/ 76

第十一章　脉管系统　　　　　　　　　　　　　　/ 79

实验项目 23　心血管系统大体标本观察　　　　　　　/ 79

实验项目 24　脉管系统组织切片观察　　　　　　　　/ 82

实验项目 25　蟾蜍心起搏点的分析与观察　　　　　　/ 83

实验项目 26　不同因素对离体蟾蜍心活动的影响　　　/ 87

实验项目 27　肠系膜微循环的观察　　　　　　　　　/ 90

实验项目 28　心血管活动的神经体液调节　　　　　　/ 92

实验项目 29　人体心音听取　　　　　　　　　　　　/ 95

实验项目 30　人体动脉血压测量　　　　　　　　　　/ 96

实验项目 31　人体心电图描记　　　　　　　　　　　/ 99

实验项目 32　期前收缩和代偿间歇　　　　　　　　　/ 100

第十二章　感觉器官　　　　　　　　　　　　　　/ 103

实验项目 33　感觉器官大体标本观察　　　　　　　　/ 103

实验项目 34　视敏度的测定　　　　　　　　　　　　/ 104

实验项目 35　瞳孔对光反射　　　　　　　　　　　　/ 104

实验项目 36　色盲检查　　　　　　　　　　　　　　/ 105

实验项目 37　声音的传导途径　　　　　　　　　　　/ 106

实验项目 38　错觉　　　　　　　　　　　　　　　　/ 107

第十三章　神经系统　　　　　　　　　　　　　　/ 109

实验项目 39　神经系统大体标本观察　　　　　　　　/ 109

实验项目 40　动物小脑损毁观察　　　　　　　　　　/ 111

实验项目 41　人体肌肉反应　　　　　　　　　　　　/ 113

实验项目 42　人体脑电图描记　　　　　　　　　　　/ 116

实验项目 43　人体腱反射的检查　　　　　　　　　　/ 119

第十四章　内分泌系统 / 121

　　实验项目 44　内分泌大体标本观察 / 121

　　实验项目 45　内分泌组织切片观察 / 122

　　实验项目 46　胰岛素降血糖作用及

　　　　　　　　过量反应与急救 / 124

第一部分

实 验 总 论

 SHIYAN ZONGLUN

第一章 实验的目的和要求

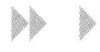

一、实验课的目的

解剖学是研究正常人体形态结构的科学。实验课的目的是通过观察标本、模型使学生掌握人体九大系统器官的形态结构,巩固解剖学基本理论和基本知识,从而培养学生的观察能力、思维能力及自学、表达和分析解决问题的能力。

组织学是研究人体微细结构及其相关功能的科学。组织学是随着显微镜的出现,在解剖学的基础上从宏观向微观发展形成的。组织学是在组织、细胞、亚细胞和分子水平上对人体进行研究。组织学的研究内容包括:细胞、组织和器官系统三部分。通过实验课使学生能熟练使用显微镜,从形态学角度描述人体微细结构的发生、发育,并形成人体细胞组织的演化过程及其功能意义,培养学生的观察能力和表达能力,分析解决问题的能力和自主研究探索的能力。

生理学是一门实验性的科学。生理学实验是在人工控制的条件下,对某些实验对象的生理活动及其影响因素进行观察、记录,然后从实验结果的分析、推理中解释生理现象发生、发展的原因和机制。通过实验使学生了解获得生理学知识的科学方法,巩固生理学的某些基本理论,提高学习生理学的兴趣,培养获取知识的能力。初步掌握生理指标的测量方法和基本操作技术。培养分析和解决实际问题的能力,培养学生严肃的科学态度,严谨、实事求是、一丝不苟的工作作风,为后续医学课程的学习打下坚实的基础。

二、实验课程的教学基本要求

(一)做好实验前的预习和准备

(1)实验课前认真预习本次实验内容,了解实验的目的、要求、步骤和操作程序。

(2)观看实验录像,利用虚拟实验软件能初步了解各实验步骤和关键点。

(3)结合实验内容,复习有关理论问题,做到充分理解。

(4)课前穿白大衣,带好实验课资料按时到达实验室,遵守纪律,不迟到,不早退。不得携带与实验无关的物品进入实验室。

(5)遇动物实验需要协助老师提前到学院动物室领取实验动物,发生动物伤害时要及时报告老师,以便进行正确的处理。

(二)实验期间应严谨科学地完成实验操作

(1)在实验过程中,遵守规则,服从指导:认真执行实验室守则,严格遵守操作规程。按规定着装,并根据指导教师的要求进行编组,进入指定的实验室和实验区。

(2)统一规范,正确操作:认真听取指导老师的讲解,注意观察示教操作;按操作规程正确使用仪器和器材,注意安全,尊重遗体捐献者和标本,爱护、善待实验动物,爱护实验室的

仪器、设备等,节约实验耗材。

(3)积极动手,密切配合:小组中各成员应积极参与实验,根据不同的实验项目,轮流担任不同的角色,以得到全面锻炼;在比较复杂的实验中应明确分工、积极配合,以保证实验的顺利进行。

(4)仔细观测,科学分析:按照实验步骤,以严肃认真的态度进行实验操作,仔细、耐心地观察实验过程中出现的现象,及时在实验记录上做好标记,如实地记录实验结果,并联系理论课讲授的内容进行思考。实验时要注意规范操作和动物福利。

(5)讲究卫生,重视环保:实验器材的摆放要整齐、清洁、有序。实验中用过的腐蚀性试剂、动物器官及组织等应倒入指定的容器内,放射性污染物应严格按规定要求放置,避免造成大范围污染。

(三)实验后认真及时总结和反思

(1)整理实验用具。

①按操作顺序关闭所用实验仪器和外围设备的电源开关。

②洗净擦干所用器械,由组长清点交还负责老师。如有损坏或缺失应及时报告指导老师。

③清洁实验台面,将器材按要求摆放整齐。

④把实验废弃物、动物尸体及存活动物分类集中放到指定地点。

(2)认真整理,分析实验结果,完成实验报告,按时送交指导老师评阅。

(3)轮流值日的值日生负责打扫实验室卫生,关闭水、电开关和门窗,倒掉垃圾。

三、实验报告书写要求

实验报告是对实验的全面总结,是理论联系实际及知识应用的重要环节。学生应按照实验的具体内容和要求,独立认真地完成实验报告。

(1)实验报告要求书写整洁、简明扼要、实事求是。

(2)实验结果记录要按照实验方法,根据观察及时客观地做出实验记录。

(3)实验结果分析要依据实验中获取的结果,结合理论知识进行解释,并提出自己的见解和认识。

(4)实验结论是从实验结果中归纳出的概括性判断,通过实验结果分析,总结实验结果中具有代表性的内容,以体现出实验结论中存在的规律性的理性认识。

四、实验室守则

(1)遵守学习纪律,准时到达实验室。特殊情况需外出或早退者,应向指导老师请假,征得同意后方可离开。

(2)实验时,应穿实验工作服,保持安静,认真做实验,不得大声喧哗和进行任何与实验无关的活动。不必要的物品不得带入实验室。

(3)各小组的实验仪器和器材各自保管使用,不得随意与他组调换挪用,如需补发增添时,应向指导老师申报理由,经同意后方能补领。公用物品用毕即刻放回原处。

(4)实验者在未熟悉实验仪器、设备性能和使用要点以前,勿动手操作。如遇仪器损坏或机件不灵,应报告指导老师,以便及时修理或更换,不得擅自拆修和调换。

（5）爱护公物，注意节约。实验物品（包括实验动物）未经批准不得擅自带离实验室。

（6）保持实验室清洁、整齐。实验完毕后，各实验器材复位。动物尸体及废品放到指定地点。

（7）特别强调：在使用电器及其他器材时应注意安全。

（周呈武　徐　进）

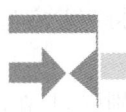

第二章 实验动物的基本操作

实验动物是一个专门的术语,是指供生物医学科研及教学实验而科学育种、繁殖和饲养的动物。

第一节 实验动物的抓取、给药、采血和处死

一、实验动物的抓取和固定

抓取和固定是动物实验操作中一项最基本的技术,所有的动物实验都会涉及。尽管不同的动物抓取和固定方法不尽一致,但都应遵守的基本原则是:保证人员绝对安全,防止动物意外损伤,禁止粗暴对待动物。由于动物害怕陌生人接近其身体,对于非条件性的各种刺激会进行防御性反抗。因此,在抓取和固定前应对动物的生活习性有所了解,根据其生活习性采用相应的抓取和固定方法。一般在抓取和固定动物的过程中首先要慢慢友好地接近动物,并注意观察其反应,让动物有一个适应过程。抓取时的动作力求准确、迅速、熟练,争取在动物感到不安之前抓取到动物。现在按动物的种类分别进行叙述。

（一）小鼠（小白鼠）

先用右手抓住小鼠尾并提起,放在鼠笼上,小鼠即刻向前爬行,用左手拇指和食指抓住小鼠的两耳和头颈部皮肤,将其置于左手心中,用左手无名指和小指压紧鼠尾及一侧后肢（图 2-1）,右手即可进行操作。取尾血（图 2-2）及尾静脉注射时,可将小鼠放进特制的固定器中。

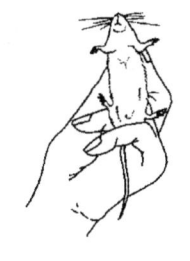

图 2-1 小鼠抓取方法

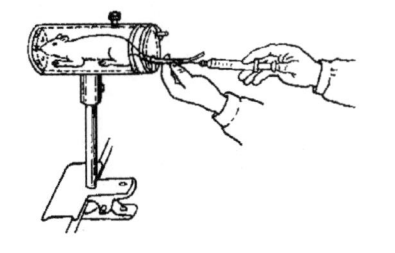

图 2-2 小鼠取尾血方法

（二）大鼠（大白鼠）

抓取大鼠时若操作者不熟练,或者大鼠特别凶猛,操作者最好戴上防护手套。在进行灌胃、腹腔注射、肌内和皮下注射时,可采用与小鼠相同的手法抓取;另一种方法如图 2-3 所示,张开左手虎口,迅速将拇指和食指插入大鼠的腋下,虎口向前,其余三指及掌心握住大鼠

身体中段,并将其保持仰卧位,之后调整拇指的位置,使其紧压在大鼠下颌骨上(不可过紧,否则会造成窒息),即可进行实验操作。

(三)豚鼠

豚鼠胆小易惊,抓取时要求快、稳、准。一般先用右手迅速、轻轻地扣住豚鼠背部抓住其肩胛上方,以拇指和食指环握颈部,另一只手抓托臀部即可(图2-4)。

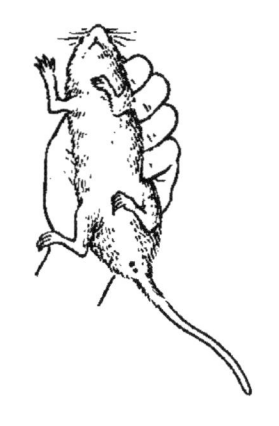 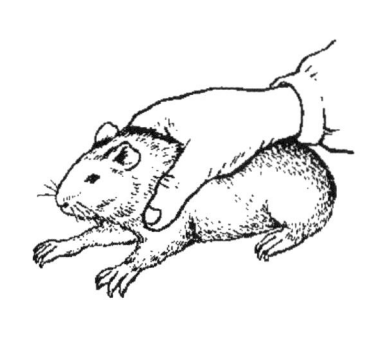 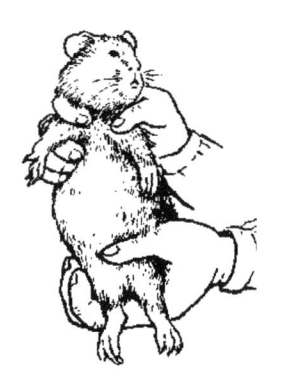

图2-3 大鼠抓取方法　　　　　　　　　　**图2-4 豚鼠抓取方法**

(四)蛙和蟾蜍

将蟾蜍或蛙置于左手掌心,左手食指和中指之间夹紧两前肢,无名指和小指之间夹紧两后肢,拇指压住头部,右手进行操作,也可采取俯或仰卧位用图钉将四趾固定于蛙板上,操作时禁忌挤压耳部腺体,以免毒液射入眼中。

(五)家兔

右手抓住家兔颈背部皮肤,左手托住臀部,使其躯干的重量主要压在左手上,然后按实验要求固定。进行兔耳血管注射或取血时,可用兔盒固定。做各种手术时,可将兔麻醉后固定在手术台上。仰卧位固定时,用粗棉线绑缚四肢,头用兔头固定夹固定或用棉线钩住兔门齿后再固定在兔台头端铁柱上(图2-5)。

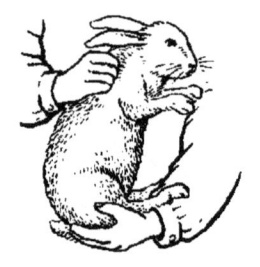 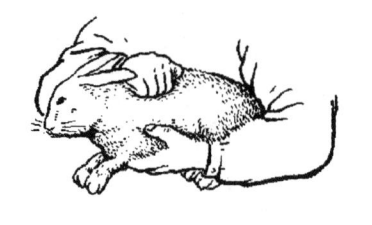

图2-5 家兔抓取方法

二、实验动物的给药方法

给药途径和方法主要是根据实验目的、实验条件及药品性质选择的。常见的给药方法有注射给药法和经口给药法两种。

（一）注射给药法

（1）皮下注射：皮下组织疏松的部位都可作皮下注射。大鼠、小鼠和豚鼠可取颈后肩胛部和腹部皮下注射（图 2-6），家兔可取背部或耳根部皮下注射，犬及猫常在大腿外侧皮下注射。一般皮下注射采用 $5^{1/2}$ 针头，不宜采用较大的针头，以免注入皮下的液体由针口溢出。

（2）皮内注射：皮内注射时需将注射的局部脱毛、消毒。

（3）肌内注射：肌内注射应选择肌肉发达，无大血管通过的部位，一般多选臀部、大腿内侧或外侧。大鼠、小鼠、豚鼠常选在大腿内侧肌内注射，家兔可在颈椎或腰椎旁侧肌内注射。

（4）腹腔注射：腹腔注射应选择在腹腔中线两侧，进针时慢慢刺入腹腔，不得过深（图 2-7）。注射液注入腹腔内即扩散，也不易渗出。

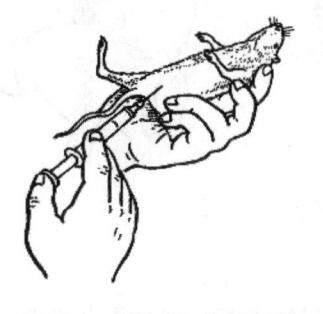

图 2-6　小鼠皮下注射方法

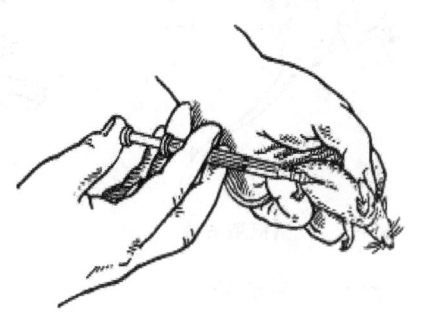

图 2-7　小鼠腹腔注射方法

（5）静脉注射：大鼠和小鼠多采用尾静脉注射，家兔常采用耳缘静脉（图 2-8），豚鼠一般采用前肢皮下静脉和后肢外侧小隐静脉注射。

（二）经口给药法

在动物试验中，经口给药多用灌胃法（图 2-9），此法剂量准确，可反复给药，溶液或混悬液均可灌服，操作也简便。尤其适用于小鼠、大鼠、家兔等动物。一般动物灌胃前应禁食 4～8 min。以免胃内容物太多增加注入物质的阻力和影响注入物质的吸收速率。

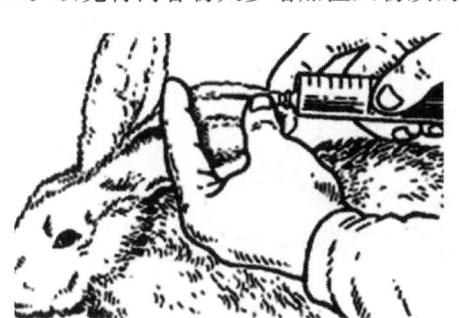

图 2-8　家兔耳缘静脉注射方法

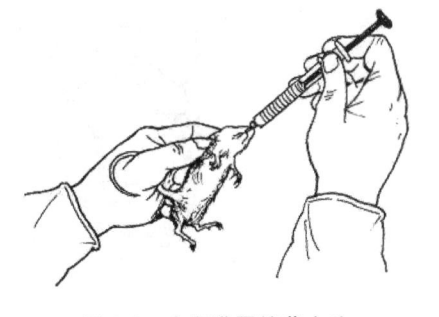

图 2-9　小鼠灌胃给药方法

三、实验动物的采血方法

在各种实验研究中，常需要采集实验动物的血液，以供进行常规检验或生化及化学分析之用，故必须掌握正确的采血技术。实验动物采血时应注意不宜一次采血过多或采血过于频繁,否则可影响动物健康,造成贫血,甚至死亡。动物多次重复采血时,采血时间应相对固定。

（一）尾静脉采血

大鼠和小鼠常用尾静脉采血方法。

（二）耳缘静脉或耳中央动脉采血

此法常用于家兔。找到耳缘静脉,用手轻柔兔耳,使其血管怒张,用左手食指和中指夹住静脉近心端,拇指和小指夹住耳缘部分,以左手无名指和小指放在耳下作垫,等静脉充盈后,右手持采血针使针头由静脉末端向近心端刺入。针头插入血管内后阻力较小,待有血液进入采血针头后将血液采集管与采血针另一端连接。

耳中央动脉采血时将家兔置于兔固定盒内,在兔耳的中央有一条较粗、颜色较鲜红的中央动脉。用左手固定兔耳,右手取注射器,在中央动脉的末端,沿着与动脉平行地向心方向刺入,即可见动脉血进入针筒,采血后用药棉压迫止血。

（三）心脏采血

心脏采血时最好一次刺中心脏,反复刺心脏,会引起动物死亡。也可开胸一次死亡采血,先将动物作深麻醉,打开胸腔,暴露心脏,用针头刺入右心室采血。

（四）颈静脉或颈动脉采血

将动物麻醉后固定,剪去一侧颈部外侧毛,解剖颈部,并分离暴露颈静脉或颈动脉,用注射器沿颈静脉或颈动脉平行方向刺入,抽取所需血量。也可把颈静脉或颈动脉剪断,以注射器(不带针头)吸取流出来的血液或用试管采血。

（五）断头采血

此法常用于大鼠和小鼠。左手拇指和食指从背部较紧地握住鼠颈部皮肤,并将动物头部朝下,右手用剪刀猛剪鼠颈,剪断 1/2~4/5 的颈部,让血液流入容器。小鼠可采血 0.8~1.2 mL,大鼠采血 5~10 mL。采血时应注意防止动物毛等杂物流入容器引起溶血。

四、实验动物的安死术

安死术是指以人道的方法处死动物的过程。在处死动物的过程中尽量减少动物的惊恐或焦虑,使动物安静地、无痛苦地死亡。

（一）颈椎脱位法

常用于大鼠和小鼠。右手抓住小鼠尾巴,将小鼠放在实验台上,左手按住小鼠头颈部,右手用力向后上方拉尾,感觉小鼠脊柱断开,小鼠便立即死亡(图 2-10)。

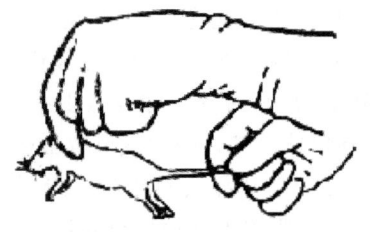

图 2-10 颈椎脱位法

（二）断头法

实验者戴上棉纱手套，用右手握住大鼠头部，左手握住背部，露出颈部，助手用剪刀在鼠颈部将鼠头迅速剪掉。

（三）空气栓塞法

常用于犬、猫、兔、豚鼠。向动物静脉内注入一定量的空气，使之发生栓塞而死。当空气注入静脉后，可在右心房随着心脏的跳动使空气与血液相混致血液成泡沫状，随血液循环到全身。

（四）急性失血法

大鼠和小鼠可采用眼眶动脉和静脉急性大量失血法使鼠立即死亡。家兔可采用颈动脉急性大量失血法使家兔立即死亡。

（五）化学致死法

将动物装笼后放入透明塑料袋内封好，慢慢充入二氧化碳，动物很快死亡。静脉内注入一定量的氯化钾溶液，使动物心肌失去收缩能力，心脏急性扩张，致心脏迟缓性停跳而死亡。

（六）药物麻醉法

适用于大鼠、小鼠和家兔等。将大鼠或小鼠放进浸透乙醚的密闭容器内，数分钟后动物因麻醉过度而死亡。

第二节　实验动物的麻醉

动物麻醉就是使动物感觉消失，消除动物手术疼痛，便于实验操作。因动物种类繁多，体格相差悬殊，再加上不同的解剖生理特点和实验目的不同，用药要有所不同。就是同种生活在不同地区的动物，麻醉药的用量也应注意区别。常用的麻醉药有以下几种。

（一）全身麻醉药

全身麻醉药能抑制中枢神经系统功能，使实验动物意识消失，对全身任何部位的疼痛刺激失去感觉和反应。全身麻醉药主要分为吸入全麻药和静脉全麻药两大类。

（1）吸入全麻药：经呼吸道吸入使动物产生全麻作用的药物称为吸入全麻药。吸入全麻药由于具有容易控制、安全和比较可靠等优点，在实验中广泛应用。包括乙醚、氟烷、甲氧氟烷、氯仿等。

乙醚是最常用的吸入麻醉药，其挥发性很强，有特殊的气味，为易燃品，适用于各种动物的麻醉。乙醚的特点是安全范围广，肌肉能完全松弛，对肝和肾的毒性较小，麻醉的诱导期和苏醒期较短，动物麻醉深度容易掌握。副作用是对呼吸道和结膜刺激性强，胃肠道反应增高，可引起上呼吸道黏膜液体分泌增加，易发生呼吸道阻塞，使用时应小心。麻醉动物如大鼠、小鼠时，将头部放入蘸有乙醚棉球的广口瓶内或麻醉缸内 4～5 min，麻醉后取出，即可进行实验操作。如实验过程较长，可在其鼻部放棉花或纱布，不时滴加乙醚维持，以调节麻醉深度。麻醉深度一般以角膜反射、呼吸深度和速度以及四肢和腹壁肌肉的紧张度为指标。

（2）静脉全麻药：经静脉途径注入产生全麻作用的药物称为静脉麻醉药。包括乌拉坦、硫喷妥钠、巴比妥钠、水合氯醛、氯胺酮等。①氯胺酮起效快，麻醉作用时间短，脂溶性较高。②硫喷妥钠为一种快速、短效麻醉药。其特点是起效快。副作用是抑制呼吸中枢，呼吸道分泌物增加，使贲门松弛，易出现反流呕吐。③安定具有良好的镇静作用，可以作为麻醉辅助用药，与氯胺酮合用，效果最佳。

此类麻醉药麻醉时间较长，一般用于需麻醉 2 h 以上的实验。一次给药便可保持较长时间的麻醉状态，很少引起气管分泌物的增多。麻醉过程比较平稳，但麻醉深度和使用剂量较难掌握和控制。一旦过量可引起血压下降和呼吸抑制，甚至导致死亡。动物在麻醉期体温容易下降，长时间麻醉时要注意给动物保温，否则可导致麻醉较深的动物发生死亡。静脉注射麻醉药时应缓慢，同时观察肌肉紧张性、角膜反射和对皮肤夹捏的反应，当这些活动明显减弱或消失时，应立即停止注射。静脉给药的浓度要适中，不宜过高，以免麻醉过急出现动物死亡。但也不能过低，以减少注入溶液的体积。

（二）局部麻醉药

局部麻醉药（局麻药）是能在局部阻断神经传导，而不破坏神经组织的药物。实验中使用的局麻药有酯类和酰胺类。酯类局麻药有普鲁卡因、氯普鲁卡因等，其特点是在血浆内水解，代谢产物对氨基苯甲酸可引起过敏反应。如普鲁卡因为短效局麻药，起效时间为 1～3 min，时效约为 50 min。酰胺类局麻药有利多卡因等，其特点是在肝内水解。如利多卡因为中效局麻药，起效时间为 1～5 min，时效为 1～1.5 h，其扩散和穿透力较强。

（三）肌肉松弛药

常用的肌肉松弛药（肌松药）有琥珀胆碱、筒箭毒、爱肌松、卡肌松等。琥珀胆碱属去极化肌松药，引起整个肌纤维去极化并丧失其应激性，使骨骼肌松弛。静脉注射后，30 s 肌肉开始松弛，约 1 min 肌肉完全松弛，持续 6～8 min。

（四）镇痛药

常用的镇痛药有吗啡、哌替啶、芬太尼、纳洛酮、杜冷丁等。芬太尼是强效镇痛药，能干扰视丘脑下部对痛刺激的传导，产生镇痛作用。注射时要慢，以免引起呼吸抑制。

（五）镇静催眠药

常用的镇静催眠药有苯巴比妥钠、异戊巴比妥钠、戊巴比妥钠和速可巴比妥（速可眠）等。戊巴比妥钠为中效麻醉药，持续时间为 3～6 h。

（六）神经安定药

常用的神经安定药有氯丙嗪、异丙嗪、乙酰丙嗪和利血平。

（七）麻醉效果的观察

动物的麻醉效果直接影响实验的进行和实验结果。如果麻醉过浅，动物会因疼痛而挣扎，甚至出现兴奋状态，呼吸、心跳不规则，影响观察。如果麻醉过深，可使机体的反应性降低，甚至消失，更为严重的是抑制延髓的心血管活动中枢和呼吸中枢，使呼吸、心跳停止，导致动物死亡。因此，在麻醉过程中，必须善于判断麻醉程度，观察麻醉效果。用于判断麻醉程度的指标如下。

（1）呼吸：动物呼吸加快或不规则，说明麻醉过浅，可再追加一些麻醉药，若呼吸由不规则转变为规则且平稳，说明已达到麻醉深度。若动物呼吸变慢，且以腹式呼吸为主，说明麻

醉过深,动物有生命危险。

（2）反射活动:主要观察角膜反射和睫毛反射,若动物的角膜反射灵敏,说明麻醉过浅;若角膜反射迟钝,说明麻醉程度适宜;若角膜反射消失伴瞳孔放大,则麻醉过深。

（3）肌张力:动物肌张力亢进,一般说明麻醉过浅,全身肌肉松弛,麻醉适宜。

（4）皮肤夹捏反应:麻醉过程中可随时用止血钳或有齿镊夹捏动物皮肤,若反应灵敏,则麻醉过浅;若反应消失,则麻醉程度适宜。

总之,观察麻醉效果要仔细,上述四项指标要综合考虑,在静脉注射麻醉时还要边注入药物边观察。只有这样,才能获得理想的麻醉效果。

第三节 实验动物的手术方法

一、常用手术器械

（一）蛙类手术器械

（1）剪刀:粗剪刀,用于剪断骨骼、肌肉、皮肤等较硬或坚韧的组织;组织剪刀用于剪开肌肉、筋膜等软组织;眼科剪刀用于剪断神经和血管等细软组织。

（2）圆头镊子:用于夹捏细软组织。

（3）玻璃分针:用于分离血管和神经等。有直头与弯头之分,尖端圆滑,分离时不易损伤神经或血管。

（4）金属探针:用于破坏蛙类的脑和脊髓。

（5）锌铜弓:用于检查神经肌肉标本的兴奋性。

（6）蛙心夹:使用时于心脏舒张期用其夹口夹住心尖,另一端通过丝线连于杠杆或张力换能器,用以描记心脏舒缩活动。

（7）蛙板:分为玻璃蛙板和木蛙板。木蛙板上有许多小孔,可用蛙腿夹夹住蛙腿并嵌入孔内固定之;也可用大头针将蛙腿钉在蛙板上,以便操作。为减少损伤,制备神经肌肉标本时,最好在清洁的玻璃蛙板上操作。

（二）哺乳类手术器械

（1）手术刀:用于切开皮肤和脏器。常用持刀法:执弓式、执笔式、握持式、反挑式等(图2-11)。执弓式:一种常用的执刀方法,动作范围广而灵活,用于腹部、颈部或股部的皮肤切口。执笔式:此法用力轻柔而操作精巧,用于切割短小而精确的切口,如解剖神经、血管,作腹膜小切口等。握持式:常用于切割范围较广、用力较大的切口,如切开较长的皮肤、截肢等。反挑式:此法多使用刀口向弯曲面的手术刀片,常用于向上挑开组织。

（2）手术剪:主要用于剪开皮肤或肌肉等粗软组织。此外,也可用来分离组织,即利用剪刀的尖端,插入组织间隙,分离无大血管的结缔组织等。

（3）镊子:主要用于夹持或牵拉切口处的皮肤或肌肉组织。眼科镊用于夹持细软组织。

（4）止血钳:主要作用是分离组织和止血,不同类型的止血钳又有不同的用途。执止血钳的姿势均与执剪刀的姿势相同。

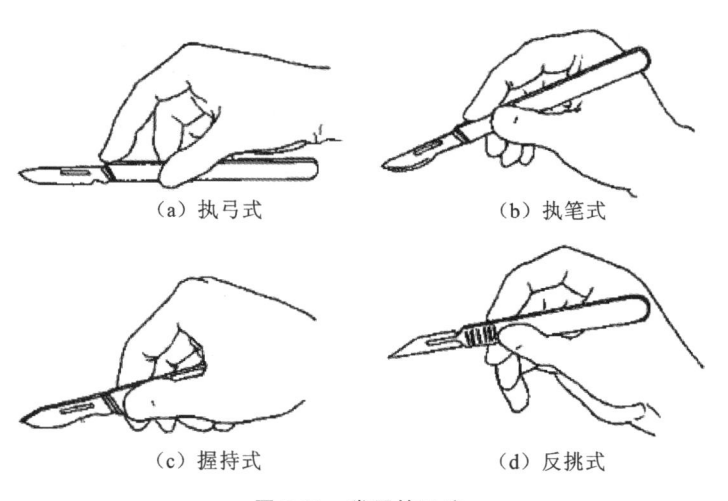

(a) 执弓式   (b) 执笔式

(c) 握持式   (d) 反挑式

图 2-11　常用持刀法

（5）持针器：主要用于夹持缝合针，缝合组织。持针器的头端较短，口内有槽。使用时，用持针器的尖端夹持缝合针近尾端 1/3 处。

（6）骨钳：主要用于咬切骨组织，如打开颅腔或骨髓腔等，骨钳分为剪刀式和小蝶式两种，前者适用于咬断骨质，后者适用于咬切骨片。

（7）动脉夹：主要用于短期阻断动脉血流，如插动脉插管时使用。

（8）气管插管：急性实验时插入气管，以保证呼吸道通畅。

（9）血管插管：实验时插入血管，另一端接压力换能器或水银检压计，以记录血压，插管腔内不可有气泡，以免影响结果；静脉插管用于向动物体内注射药物和溶液。

各类手术器械使用结束后，都应及时清洗。齿间、轴间的血迹和污物用小刷在水中擦洗，然后用干布擦干，忌用火焰烘干，以免损伤器械。久置不用的金属器械还需擦油剂加以保护。

二、动物手术的基本方法

（一）剪毛、切口和止血

在哺乳动物身体上做皮肤切口之前，需将切口部位及其周围的毛剪去。剪毛应使用剪毛剪或粗剪刀。剪毛时，应将剪毛剪的凸面贴近皮肤，依次剪毛，注意勿剪及皮肤。剪下的毛应放入污物筒内，以免到处飞扬。

做切口前，应注意切口的大小和解剖结构，一般以少切断神经和血管为原则，同时应尽可能地使切口与各层组织的纤维方向一致。做切口时，先用左手拇指和食指、中指将预定切口上端两侧的皮肤固定，右手持手术刀，用执弓式或执笔式，以适当的力量，一次全线切开皮肤和皮下组织，直至肌层。再用几把止血钳夹住皮肤切口边缘暴露手术野，以利于进一步分离、结扎等操作。

手术过程中，要随时注意止血，以免造成手术野血肉模糊。止血的方法：①组织渗血：可用温热盐水纱布压迫、明胶海绵覆盖或电凝等方法。②较大血管出血：应用止血钳夹住出血点及其周围少许组织，结扎止血。③骨组织出血：先擦干创面，再及时用骨蜡填充堵塞止血。④肌肉组织出血：肌肉的血管丰富，出血时要与肌组织一同结扎。

（二）神经和血管的分离

神经和血管都是易损伤的组织,在分离过程中要细心、轻柔,以免损伤其结构与功能。分离时应掌握先神经后血管、先细后粗的原则。分离较大的神经和血管时,应先用蚊式止血钳将其周围的结缔组织稍加分离,然后用大小适宜的止血钳沿分离处插入,顺神经或血管的走向逐步扩大,直至将神经、血管分离出来。在分离细小的神经或血管时,要用眼科镊子或玻璃分针小心操作,须特别注意保持局部的自然解剖位置,不要把解剖关系搞乱。

（三）各种插管技术

1. 气管插管术　在哺乳动物急性实验中,为保证呼吸道通畅,一般均需做气管插管术(图 2-12)。其操作步骤如下。

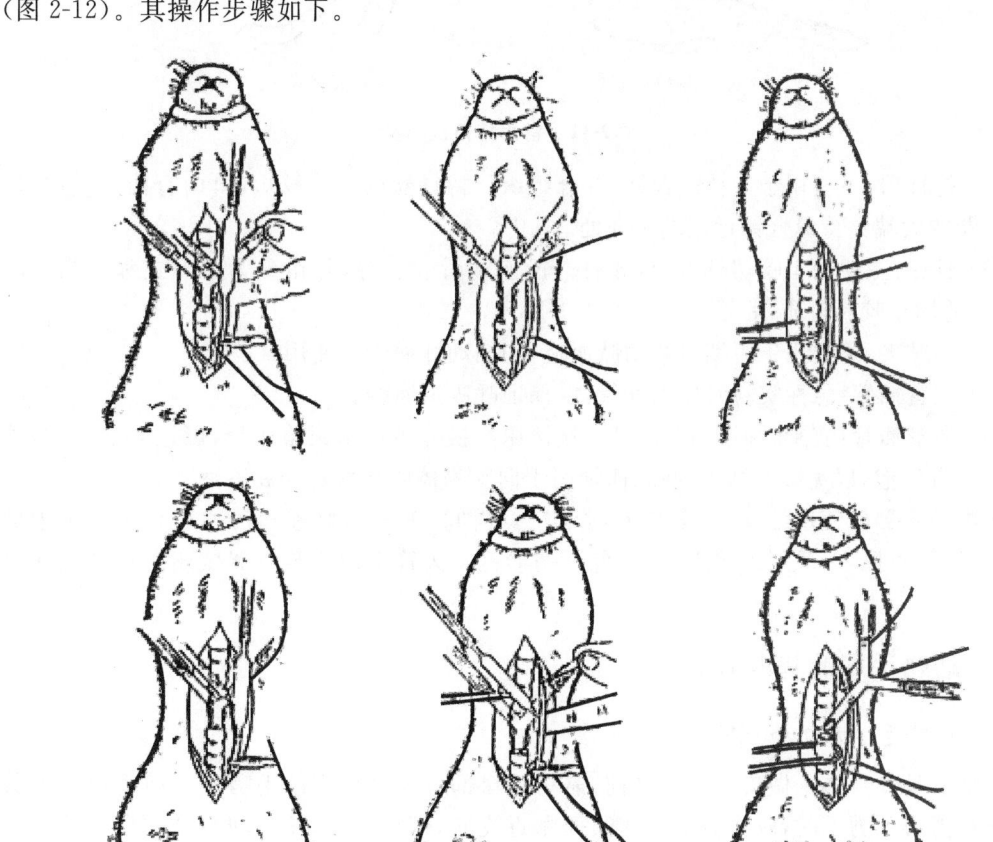

图 2-12　气管插管术

（1）动物麻醉后,将其仰卧固定后,用剪刀紧贴颈部皮肤依次将手术所需用部位的毛剪去。不可用手提起毛,以免剪破皮肤。

（2）沿颈部下颌至锁骨上缘正中线做一长 5～7 cm 的皮肤切口,分离皮下筋膜,暴露胸骨舌骨肌。注意:手术刀的用力要均匀,不可因用力过大、过猛而切断气管表面的肌肉组织。

（3）用止血钳插入左右两侧胸骨舌骨肌之间,做钝性分离,将两条肌肉向两外侧缘牵拉并固定,以便充分暴露气管。用弯止血钳将气管与背侧面的结缔组织分开,游离气管约 7 cm,在其下面穿线备用。

（4）用手术刀或手术剪在喉头下 2～3 cm 处的气管两软骨环之间做一倒"T"形切口,气管上的切口不宜大于气管直径的 1/3,需防止血液流入气管内。

（5）如气管内有血液或分泌物,应先用棉球揩净,再用组织镊夹住气管切口的一角,将气管插管在切口处向胸腔方向插入气管腔内,用备用线结扎插管,并固定于侧管分叉处,以免"Y"形插管滑脱。如气管内有较多分泌物或血液,应先清除,再行插管,插管后如动物突然出现呼吸急促,常提示气道不畅,应及时进行处理。

2. 颈总动脉插管术

（1）动物麻醉后固定于手术台上。

（2）家兔下颌至锁骨处的范围内,紧贴动物颈部皮肤(不可提起动物毛),小心地剪去动物毛,并用生理盐水纱布清理手术范围。

（3）切开颈部皮肤,第一、第二术者右手持组织镊轻轻提起两侧皮肤,沿离下颌下 3 cm 至锁骨上 1 cm 处的手术视野内剪开皮肤 3～4 cm 的小口。随后用止血钳贴紧皮下向下钝性分离皮下筋膜。注意及时止血、结扎出血点。

（4）分离颈部皮下筋膜(图 2-13),用止血钳钳夹左、右侧缘皮肤切口并向外牵拉,以便充分暴露手术视野。用剪刀钝性分离皮下筋膜,或在筋膜上无大血管的情况下剪开皮下筋膜,暴露肌肉层组织结构。

（5）分离肌肉组织,当剪开皮下筋膜后,迅速用直止血钳夹住皮下筋膜,并与皮肤固定在一起向外牵拉,充分暴露肌肉组织特征。分离肌肉组织若干次后,即可清晰地暴露出深部组织内的颈动脉血管。

（6）游离颈总动脉血管,在靠近锁骨端,分离出 3～4 cm 的颈总动脉血管,并在其下面穿入 2 根手术线备用。当确定游离的颈总动脉有足够的长度时,结扎远心端的血管,待血管内血液充分充盈后,在近心端先用动脉夹夹住颈总动脉血管,以便实施插入导管的手术。

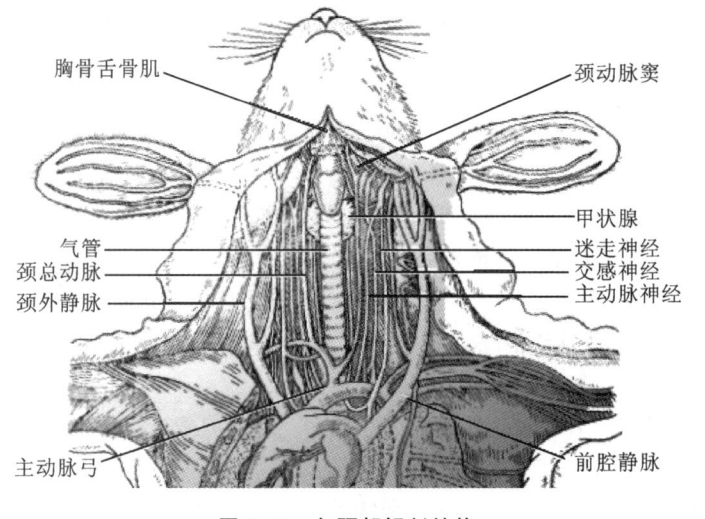

图 2-13 兔颈部解剖结构

（7）颈总动脉插管,靠近颈动脉血管的远心端血管处用医用眼科直剪成 45°剪开血管直径的 1/3(注意:血管切口面一定要呈斜切面,不能呈垂直面)。用弯眼科组织镊的弯钩插入血管管腔内,轻轻挑起血管。此时可见到颈总动脉的血管腔呈现一小"三角口",迅速沿着此切

口准确地插入血管导管 1～1.5 cm 后,在近心端结扎、固定血管,放开动脉夹。利用远心端的结扎线再次结扎插管导管,记录血压信号。

思考题

一、单项选择题

1. 医学机能学实验中最常用的实验方法是( )。

A. 慢性动物实验法　　　　B. 电生理实验方法　　　　C. 急性动物实验法

D. 无创伤性测定法　　　　E. 活体解剖实验法

2. 实验报告的主体是指( )。

A. 实验原理　　　　B. 实验结果　　　　C. 实验步骤

D. 实验讨论　　　　E. 实验结论

3. 下列哪种溶液是等渗溶液?( )

A. 5％氯化钠溶液　　　　B. 10％葡萄糖溶液　　　　C. 0.9％氯化钠溶液

D. 0.9％葡萄糖溶液　　　　E. 9％氯化钠溶液

4. 兔的正确捉持方法为:一手抓住( ),另一手托其臀部,使兔呈坐位姿势。

A. 双耳　　　　B. 颈背部皮肤　　　　C. 头部

D. 双上肢　　　　E. 双下肢

5. 开展家兔颈部手术实验时,常用的麻醉药是( )。

A. 戊巴比妥钠　　　　B. 乙醚　　　　C. 氨基甲酸乙酯

D. 硫喷妥钠　　　　E. 氯胺酮

6. 肝素的抗凝血作用很强,可用于下列哪一项抗凝作用?( )

A. 体内抗凝　　　　　　　　B. 体外抗凝

C. 体内、体外都可抗凝　　　　D. 体液抗凝

E. 组织液抗凝

7. 一般情况下,在一定范围内,药物的效应随着药物的剂量增加而( )。

A. 增强　　　　B. 减弱　　　　C. 不变

D. 增强或减弱　　　　E. 先减弱后增加

8. 在体动物实验方法的正确描述是( )。

A. 在动物失去知觉的情况下　　　　B. 解剖暴露动物的某一组织器官

C. 取出动物某一组织器官　　　　D. 对动物进行局部手术

E. 于特定人工环境中进行观察

9. 对实验动物异常情况的处理不包括下列哪一项?( )

A. 麻醉过量　　　　B. 麻醉过浅　　　　C. 大出血

D. 呼吸道阻塞　　　　E. 动物死亡

10. 下列对于家兔耳缘静脉注射的描述不正确的是( )。

A. 采用外侧耳缘静脉注射　　　　B. 用手指轻弹兔耳,使静脉充盈

C. 左手固定耳缘静脉　　　　D. 右手持针尽量从近心端刺入

E. 针头在沿血管平行方向深入 1 cm

11. 小鼠给药的途径多为( )。

A. 淋巴囊注射　　　　　　B. 肌内注射　　　　　　C. 腹腔注射

D. 静脉注射　　　　　　　E. 灌胃

12. 判断麻醉效果的指标不包括下列哪一项?( )

A. 呼吸　　　　　　　　　B. 反射活动　　　　　　C. 肌张力

D. 心率　　　　　　　　　E. 皮肤夹捏反应

13. 下列哪项属于离体实验?( )

A. 膈神经放电　　　　　　B. 减压神经放电　　　　　C. 急性肺水肿模型

D. 蛙神经干动作电位　　　E. 家兔动脉血压测定

14. 哺乳类动物手术中常用的体外抗凝剂是( )。

A. 5%柠檬酸钠　　　　　　　　　　　B. 0.3%肝素

C. 25%氨基甲酸乙酯　　　　　　　　　D. 台氏液

E. 以上都不对

15. 小鼠腹腔麻醉时注射部位位于( )。

A. 下腹部　　　　　　　　　　　　　B. 腹部正中

C. 腹白线旁开 1 cm 处　　　　　　　 D. 上腹部

E. 耻骨联合以上

16. 对于气管插管切口位置与形状的叙述正确的是( )。

A. 在甲状软骨上 1～2 mm,切口呈倒"T"形

B. 在甲状软骨下 1～2 cm,切口呈倒"T"形

C. 在甲状软骨上 1～2 mm,切口呈"T"形

D. 在甲状软骨下 1～2 cm,切口呈"T"形

E. 在甲状软骨下 2～3 mm,切口呈"T"形

17. 下列关于家兔减压神经的描述哪项是正确的?( )

A. 较细呈灰白色、属于传入性神经　　　B. 较粗呈白色、属于传入性神经

C. 最细、属于混合性神经　　　　　　　D. 较细、属于传出性神经

E. 最细、属于传入性神经

18. 股三角内血管神经束的解剖位置依次由内向外排列为( )。

A. 股静脉、股神经、股动脉　　　　　　B. 股神经、股静脉、股动脉

C. 股静脉、股动脉、股神经　　　　　　D. 股动脉、股静脉、股神经

E. 股神经、股动脉、股静脉

19. 柠檬酸钠抗凝的机制是( )。

A. 去掉纤维蛋白原　　　　　　　　　B. 与 Ca^{2+} 形成配合物

C. 使凝血酶原激活物失活　　　　　　D. 使凝血酶失活

E. 与纤维蛋白结合

20. 急性实验中最常见的意外是( )。

A. 血管插管的滑脱　　　　　　　　　B. 动物角膜反射消失

C. 动物气管内有堵塞物　　　　　　　D. 颈、股部大血管的误伤

E. 麻醉速度过快致呼吸停止

21. 动物静脉麻醉时应注意的事项包括（　　　）。

A. 麻醉速度应缓慢　　　　　　　　　　　B. 健康情况影响麻醉效果

C. 密切观察动物呼吸变化　　　　　　　　D. 体重与麻醉剂量成反比

E. 应视动物情况调整麻醉剂量

22. 生理溶液的基本要求是（　　　）。

A. 等渗　　　　　　　　　　　　　　　　B. pH 值一般为 7.0～7.8

C. 含有一定比例的不同电解质的离子　　　D. 能量、营养物质

E. 氧气

23. 实验动物个体的选择，下列哪一项是不正确的？（　　　）

A. 年龄　　　　　　　　B. 性别　　　　　　　　C. 生理状况

D. 健康状况　　　　　　E. 皮毛颜色

24. 急性动物实验的基本操作技术中的分离血管与神经，应遵循下列哪个原则进行？（　　　）

A. 先血管后神经，先细后粗　　　　　　　B. 先血管后神经，先粗后细

C. 先神经后血管，先细后粗　　　　　　　D. 先神经后血管，先粗后细

E. 以上均可

25. 判断组织兴奋性高低常用的简便指标为（　　　）。

A. 阈电位　　　　　　　B. 阈强度　　　　　　　C. 刺激强度的变化率

D. 刺激频率　　　　　　E. 均是

26. 行气管切开时，应作（　　　）切口。

A. "T"形　　　　　　　B. 倒"T"形　　　　　　C. "V"形

D. "L"形　　　　　　　E. "E"形

27. 破坏蛙脑时，探针的进针位置是（　　　）。

A. 枕骨大孔　　B. 头部正中　　C. 第一颈椎　　D. 第二颈椎　　E. 第四腰椎

二、填空题

1. 急性动物实验根据实验要求分为＿＿＿＿＿＿＿＿和＿＿＿＿＿＿＿＿。

2. 家兔常采用的给药途径包括＿＿＿＿＿＿＿＿＿＿、＿＿＿＿＿＿＿＿＿＿。

3. 实验动物注射给药方法有＿＿＿＿＿＿＿＿、＿＿＿＿＿＿＿＿、＿＿＿＿＿＿＿＿、＿＿＿＿＿＿＿＿。

4. 在麻醉过程中，麻醉的深浅可根据＿＿＿＿＿＿＿＿、＿＿＿＿＿＿＿＿、＿＿＿＿＿＿＿＿、＿＿＿＿＿＿＿＿等判断。

5. 医学机能学实验中常用的麻醉药分为＿＿＿＿＿＿＿＿、＿＿＿＿＿＿＿＿。

6. 全身麻醉常用方法主要是＿＿＿＿＿＿＿＿、＿＿＿＿＿＿＿＿。

7. 实验动物的采血方法有＿＿＿＿＿＿＿＿、＿＿＿＿＿＿＿＿、＿＿＿＿＿＿＿＿、＿＿＿＿＿＿＿＿和＿＿＿＿＿＿＿＿。

8. 实验动物的安死术主要有＿＿＿＿＿＿＿＿、＿＿＿＿＿＿＿＿、＿＿＿＿＿＿＿＿和＿＿＿＿＿＿＿＿。

9. 在医学机能学实验中，颈总动脉插管是一项常用的实验技术，将分离好的＿＿＿＿＿＿＿尽量靠＿＿＿＿＿＿＿＿用线结扎，在＿＿＿＿＿＿＿＿用＿＿＿＿＿＿＿＿夹

闭血管,做颈总动脉插管时常用＿＿＿＿＿＿＿＿剪开颈动脉。

10. K⁺对心肌细胞有＿＿＿＿＿＿＿＿作用,Ca²⁺有＿＿＿＿＿＿＿＿作用。

三、是非判断题

（　）1. 医学机能学实验的要求分实验前、实验中和实验后三个部分。

（　）2. 实验结果只能用图、表来处理。

（　）3. 实验讨论是以实验结果为依据的科学推理分析过程。

（　）4. 在家兔实验中推注计算好的麻醉药时,前三分之二的剂量可快推,后三分之一的剂量应慢推。

（　）5. 体内抗凝用肝素,不能用柠檬酸钠或草酸钙,否则会引起低钙血症。

（　）6. 家兔常采用的给药途径包括静脉注射和灌胃。

（　）7. 家兔耳缘静脉注射时应选择近根部较粗的部位进针。

（　）8. 经口给药的方法有两种:口服及灌胃。

（　）9. 在配制洗液时,可以把水往硫酸里倒入。

（　）10. 在麻醉过程中,麻醉的深浅可根据角膜反射、肌张力、呼吸、皮肤夹捏反应等判断。

（　）11. 对同一麻醉药物,不同的给药途径,吸收速度和生物利用度顺序如下:吸入＞静脉＞肌肉＞皮下＞直肠或舌下＞口服＞皮肤。

（　）12. 实验中常用的麻醉药分为吸入麻醉药、注射麻醉药。

（　）13. 生理盐水适用于哺乳动物心脏。

（　）14. 用乙醚麻醉时,开瓶后超过 24 h 不宜再用。

（　）15. 肝素只可用于体内抗凝。

（　）16. 使用麻醉药应注意:观察麻醉指征、麻醉药用量、注药速度、保温。

（　）17. 家兔剪毛通常是顺着毛的方向剪。

四、思考题

1. 生理学实验方法有哪些?

2. 生理学实验课的目的是什么?

3. 在选择实验动物时应注意哪些问题？

4. 麻醉过程中如何判断麻醉的深度？

5. 常用麻醉方法有哪几种形式？

6. 麻醉动物的注意事项有哪些？

7．实验动物的选择原则是什么？

8．如何捉拿小鼠？

9．如何捉拿家兔？

10．如何进行家兔耳缘静脉注射？

（名落孙山）

11. 受冻动物的死亡方式有哪些？

第二部分

实 验 各 论

 SHIYAN GELUN

第三章 绪 论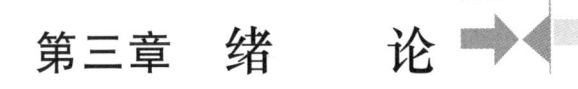

实验项目 1 不同刺激强度和频率与骨骼肌收缩的关系

导学案例

患者,女,19岁,参加学院运动会100 m的短跑时突然摔倒,发现局部肌肉坚硬隆起,小腿肌肉痉挛,剧烈疼痛,校医立刻反向牵拉小腿,患者痉挛缓解,但小腿仍明显疼痛。

请问:1. 通常引起肌肉痉挛的原因是什么?

2. 如何帮助患者缓解痉挛症状?

【实验任务】

1. 学会蛙和蟾蜍的捉拿和固定方法。

2. 学会破坏蟾蜍的脑和脊髓的方法。

3. 掌握不同刺激强度和频率与骨骼肌收缩的关系。

4. 学会坐骨神经-腓肠肌标本制作方法。

【课前准备】

1. 观看实验录像"实验蛙和蟾蜍的捉拿和固定方法"。

2. 观看实验录像"破坏蛙和蟾蜍的脑和脊髓方法"。

3. 虚拟实验:"不同刺激强度和频率与骨骼肌收缩的关系"。

【实验原理】

强度等于阈强度的刺激称为阈刺激,强度超过阈值的刺激称为阈上刺激。当刺激强度增大到某一临界强度时,再增大刺激强度,肌肉收缩不再增大,此时的刺激称为最大刺激。

肌肉受到一次短促的刺激引起一次机械性收缩和舒张的过程称为单收缩。连续电刺激刺激肌肉时,若刺激频率较低,在前一次收缩的舒张期结束前又开始新的收缩,发生单收缩复合,呈锯齿状,称为不完全强直收缩(图3-1)。若刺激频率增加到临界融合频率,使肌肉在前一次收缩期内就开始新的收缩,肌肉收缩完全融合,收缩曲线平滑,称为完全强直收缩。

【实验对象】

蟾蜍。

【实验材料】

蛙类手术器械、蛙板、丝线、任氏液、铁支架、张力换能器、生物信号采集处理系统。

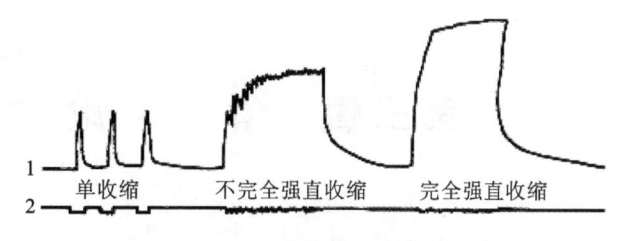

图 3-1 各种刺激的骨骼肌收缩曲线

【实验步骤】

（一）坐骨神经-腓肠肌标本的制备

（1）取一只蟾蜍，破坏脑和脊髓，沿头部正中至颈部的凹陷即枕骨大孔处，将探针垂直刺入 1~2 mm，先将探针转向头部，进入颅腔内并向各方向搅动，破坏脑组织；再将针头退出颅腔，转向下刺入椎管内，反复提插转动破坏脊髓，直到四肢完全松弛，再取出探针。

（2）将蟾蜍腹位固定于蛙板上。

（3）剥离一侧下肢自大腿根部起的全部皮肤。

（4）分离腓肠肌的跟腱，穿线结扎。

（5）蛙钉固定住膝关节。

（二）仪器及标本的连接

将腓肠肌的跟腱上的连线连于张力换能器上（图 3-2），打开计算机，启动生物信号采集处理系统。

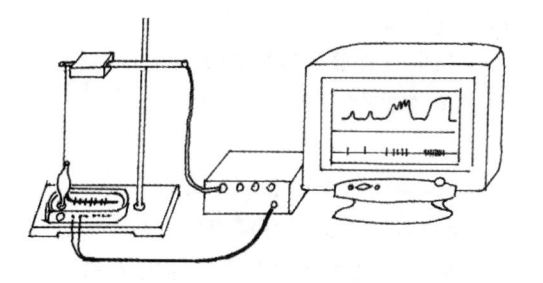

图 3-2 仪器及标本的连接

（三）观察项目

（1）不同刺激频率对腓肠肌收缩的影响。

选择菜单"实验项目"—"肌肉神经实验"—"刺激频率与反应的关系"实验模块，实验参数选择单击"经典实验"、"单刺激"按钮，描记收缩曲线。

（2）不同刺激强度对腓肠肌收缩的影响。

选择菜单"实验项目"—"肌肉神经实验"—"刺激强度对骨骼肌收缩的影响"实验模块。点击左下角"刺激器"按钮，选择"串刺激"，将幅度调至最大刺激强度，点击"刺激器"按钮给予刺激。描记单收缩、不完全强直收缩和完全强直收缩曲线。

【注意事项】

1. 经常用任氏液湿润标本，以防标本干燥，丧失活性。

2. 每次连续刺激一般不要超过 5 s，以防标本疲劳，且每次刺激后须让标本有一定的休息时间。

【观察指标与分析】

1. 绘制"刺激强度与肌肉收缩张力之间的关系"曲线,并标注阈上刺激、阈刺激、阈下刺激、最大刺激。

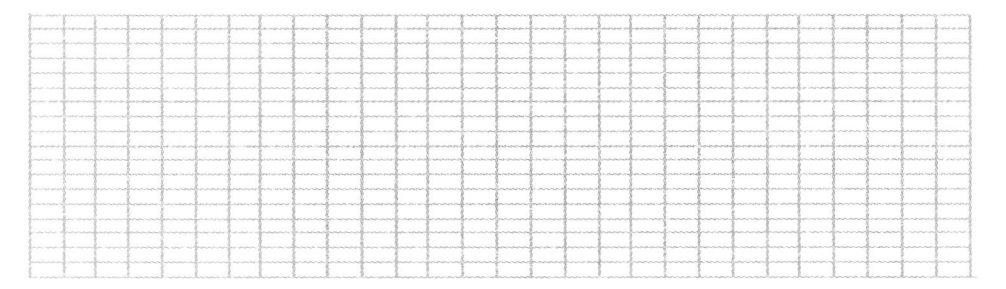

2. 绘制不同刺激强度与腓肠肌收缩张力的关系曲线,并标注单收缩、不完全强直收缩、完全强直收缩。

【思考题】

1. 引起组织兴奋的刺激必须具备哪些条件?

2. 何为阈下刺激、阈刺激、阈上刺激?

实验项目 2　反射弧分析

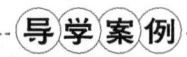

患者，男，25岁，因意外车祸损伤脊髓，从而导致脊髓折断。临床检查时发现，针刺患者的足部时毫无感觉和躲避，但叩击膝盖下方时，小腿会突然抬起，膝跳反射（＋）。

请问：如何对患者和家属解释这两种现象？临床工作中应注意什么？

【实验任务】

1. 学会脊髓蟾蜍的制备方法。

2. 掌握分析反射弧的完整性和反射活动的关系的方法。

【课前准备】

1. 观看实验录像"蟾蜍的捉拿、固定方法"。

2. 观看实验录像"破坏蟾蜍的脑、脊髓方法"。

3. 模拟仿真实验"反射弧分析"。

【实验原理】

反射是指在中枢神经系统作用下，机体对刺激做出的规律性反应。反射活动的基本结构是反射弧（图 3-3），典型的反射弧由感受器、传入神经、神经中枢、传出神经和效应器 5 个部分组成。反射活动必须有完整的反射弧才能实现，反射弧的任何环节被破坏都不能出现反射活动。

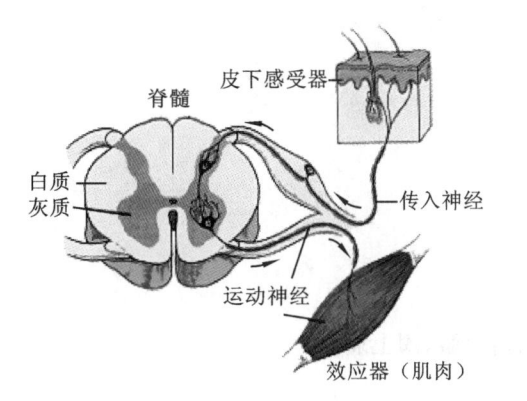

图 3-3　反射弧结构图

【实验对象】

蟾蜍。

【实验材料】

蛙类解剖器械、铁支架、滤纸、0.5％ H_2SO_4 溶液和 2％ H_2SO_4 溶液等。

【实验步骤】

1. 脊髓蟾蜍的制备:左手持蟾蜍,用食指分开其上、下颌,右手用粗剪刀由两侧口裂沿口角至眼后方剪去蟾蜍脑部,保留下颌和脊髓,制备成去脑的脊髓蟾蜍。用铁夹夹住蟾蜍下颌,将其悬挂于铁支架上(图3-4)。

2. 正常反射的观察:将浸有 $0.5\%H_2SO_4$ 溶液的滤纸分别刺激蟾蜍左、右后肢的足趾尖,观察双侧后肢的反应。

3. 去除感受器对反射的影响:围绕左侧小腿将皮肤作一环形切口,由此将切口以下小腿皮肤剥去,再用沾有 $1\%H_2SO_4$ 溶液的滤纸刺激没有皮肤的足趾,观察屈腿反射是否出现。

4. 阻断神经传导对反射的影响:沿坐骨神经走向在右侧大腿后面纵行切开皮肤,用玻璃分针拨开肌肉,暴露坐骨神经。剪断坐骨神经,观察屈腿反射是否出现。

5. 将沾有 $2\%H_2SO_4$ 溶液的滤纸贴在蟾蜍腹部,观察是否有搔扒反射。

6. 若捣毁脊髓,即毁坏反射弧的神经中枢,观察屈腿反射是否出现。

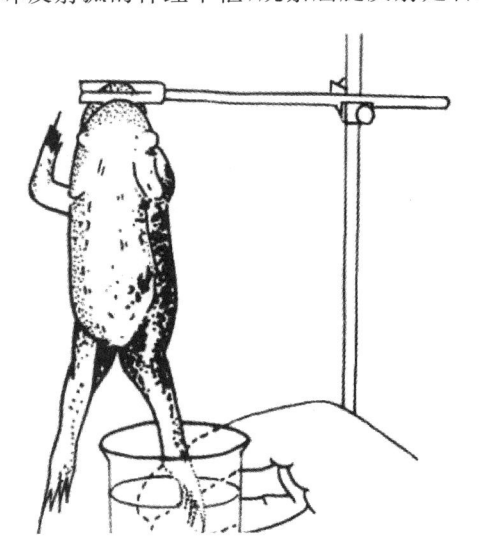

图3-4 反射弧分析实验

【注意事项】

1. 用硫酸刺激蟾蜍足趾的时间只能是几秒钟,以免损伤皮肤。

2. 剥离小腿皮肤时,趾尖不能残留皮肤,否则硫酸刺激仍会引起屈腿反射。

3. 每次硫酸刺激出现结果后,都应及时用清水冲洗。

【实验观察与分析】

反射弧分析实验记录见表3-1。

表3-1 反射弧分析实验记录

实 验 步 骤	现 象	结 果 分 析
1.用 $0.5\%H_2SO_4$ 溶液分别刺激蟾蜍左、右足趾皮肤		
2.用 $0.5\%H_2SO_4$ 溶液刺激蟾蜍剥去皮肤的右足趾		

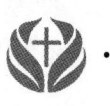
续表

实 验 步 骤	现　　象	结 果 分 析
3.用 $0.5\%H_2SO_4$ 溶液刺激蟾蜍剪断坐骨神经的左足趾		
4.用浸有 $2\%H_2SO_4$ 溶液的滤纸贴于蟾蜍上腹部		
5.捣毁蟾蜍脊髓,重复操作第 4 项		

【实验结论】

（杜　娟）

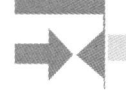

第四章　细胞与组织

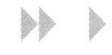

实验项目3　显微镜的构造和使用

【实验任务】

1. 熟悉光学显微镜的构造。

2. 掌握显微镜的使用方法。

3. 能辨认镜下细胞结构。

【实验材料】

1. 光学显微镜。

2. 肝组织切片。

【实验内容及方法】

一、光学显微镜的构造(图4-1)

（一）机械部分

（1）镜座：为显微镜的底座，与桌面接触。

（2）镜臂：为显微镜的支柱，呈弧形。

（3）镜筒：为镜臂前上方的空心圆筒。

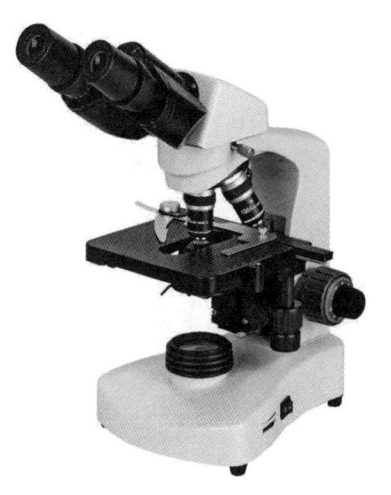

图4-1　光学显微镜结构

（4）调节螺旋：分粗、细两种，在镜臂下端的两侧，可使物镜与载物台之间的距离接近或远离,用以调节焦距。

(5) 旋转盘:为安装在镜筒下端的圆盘,装有 3~4 个不同放大倍数的物镜,该盘可以转动。

(6) 载物台:位于镜壁下部的前方,是放置切片标本的处所,中央有一通过光线的长圆孔。载物台上有压片夹。

(二) 光学部分

(1) 目镜:装在镜筒的上端,标有"10×"等放大倍数。两个目镜间的距离可调节。

(2) 物镜:装在旋转盘的下面,一般有低倍镜(10×)、高倍镜(40×)和油镜(100×)三种。

(3) 聚光器:装在载物台的下方,可聚集光线。聚光器的底部装有光圈,用以调节射入光线的强弱。

(4) 光源:位于聚光器的下方,发出的光线经聚光镜聚集后,穿透组织进入物镜。光源的亮度可通过位于底座一侧的旋钮调节。

二、显微镜的使用方法

1. 拿显微镜时,应以右手握镜臂,左手托镜座,取镜、放镜时动作要轻。

2. 显微镜放在胸部的左前方,用双眼同时观察。

3. 使用低倍镜时,转动粗调节螺旋,上升镜筒(有的显微镜是降低载物台),再转动旋转盘,将低倍镜对准载物台圆孔。

4. 从目镜中观察视野,适当调节聚光器光圈大小和光源亮度,使视野光度均匀适中。

5. 将组织片置于载物台上,有盖玻片的一面朝上,用压片夹固定组织片,把观察物移至聚光器的中央,从侧方观察物镜与组织片的距离,让物镜下降至与切片距离 2 mm 左右,然后观察镜内视野,同时调节粗调节螺旋,使镜筒缓慢上升,直至看到物像,再转动细调节螺旋,使物像更为清晰。

6. 使用高倍镜时,在低倍镜看清物像后,把要进一步观察的结构移至视野中央,然后换用高倍镜,再转动细调节螺旋,直至看清物像为止。

7. 显微镜使用完毕后,先将镜筒上移,然后取下组织片,转动螺旋盘,使物镜转成倒"八"字形,并将镜筒降至最低位置,用镜套将显微镜罩住,放回原处。

三、细胞结构的观察

肝组织切片的观察:低倍镜下可看到许多肝小叶的断面,肝小叶内肝细胞围绕中央静脉,呈放射状排列。换用高倍镜观察,肝细胞呈多边形,体积较大,细胞核呈圆形,位于细胞中央,核仁明显。

【实验报告】

练一练:

1. 光学显微镜由_____和_____两大部分组成。

2. 机械部分由_____、_____、_____、_____、_____组成。

3. 旋转盘安装在_____下端,该盘可以_____,载物台是放置_____的处所。

4. 光学部分由_____、_____、_____、_____组成。

5. 物镜装在旋转盘的下面,一般有_____、_____和_____三种。

6. 取显微镜时,应以右手_____,左手_____,取镜、放镜时动作要轻。

7. 使用低倍镜时,转动_____,上升_____,再转动_____,将低倍镜对准_____。

8. 将组织片标本置于_____,有盖玻片的一面_____,用压片夹_____,把_____移至聚光镜中央。

9. 使用高倍镜时,在上述基础上将要看的局部移至_____,然后换用高倍镜,再转动_____,直至看清物像为止。

填一填:

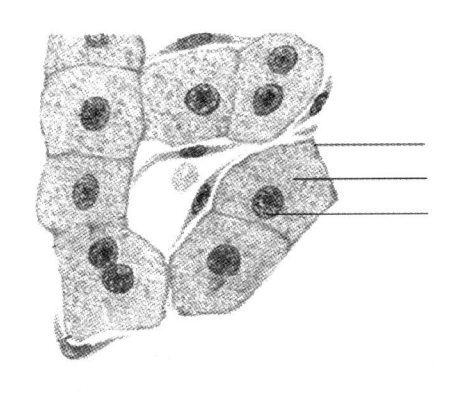

实验项目4 基本组织切片观察

【实验任务】

1. 熟悉被覆上皮的结构特点。

2. 熟悉疏松结缔组织的结构特征,学会辨认其中的主要细胞和纤维。

3. 熟悉心肌、骨骼肌的形态结构,并学会正确辨认。

4. 了解神经元的一般形态和特点。

【实验材料】

1. 光学显微镜。

2. 组织切片 单层柱状上皮(小肠切片)、单层立方上皮(甲状腺切片)、假复层纤毛柱状上皮(气管切片)、复层扁平上皮(食管切片)、疏松结缔组织铺片、骨骼肌切片、心肌切片、多极神经元(脊髓横切片)、有髓神经纤维切片。

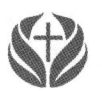

【实验内容及方法】

一、上皮组织切片

1. 单层柱状上皮(小肠切片)

(1)肉眼观察:切片呈长条形,染成紫蓝色的部分是小肠内面的上皮。

(2)低倍镜观察:小肠壁的内面凹凸不平。内面的上皮是单层柱状上皮,上皮细胞呈柱状,排列紧密。细胞质染成粉红色,细胞核呈椭圆形,位于细胞的基底部,染成深蓝色。

2. 单层立方上皮(甲状腺切片)

低倍镜观察:甲状腺为实质性器官,在组织切片上能够看到有许多大小不等、形态各异的泡状结构,此结构为甲状腺滤泡,滤泡上皮为单层立方上皮,上皮细胞呈立方形,细胞核为球形,位于细胞的中央。

3. 假复层纤毛柱状上皮(气管切片)

(1)肉眼观察:气管的部分横切面,凹面为管腔面。

(2)低倍镜观察:在气管壁的内表面,可见染色较深的一层,即假复层纤毛柱状上皮。

(3)高倍镜观察:由于细胞高矮不等,所以细胞核的排列不在一个水平面上,但所有细胞基底面与基膜相接触。

4. 复层扁平上皮(食管切片)

(1)肉眼观察:切片呈环形,靠近管腔面有一层紫蓝色区域,即为食管上皮。

(2)低倍镜观察:食管上皮是复层扁平上皮,上皮细胞排列紧密,层次较多,从深部至表面染色逐渐变浅。

二、结缔组织切片

疏松结缔组织铺片(肠系膜铺片)

(1)低倍镜观察:在视野内的纤维交织成网,细胞分散在纤维之间。胶原纤维呈淡红色,粗细不等,呈波纹状;弹性纤维呈暗红色,较细而直并交织成网。

(2)高倍镜观察:巨噬细胞的外形不规则,细胞质中含有吞噬的颗粒,细胞核较成纤维细胞的略小,呈圆形,染成深紫蓝色。肥大细胞常成群分布于小血管周围,胞体多为椭圆形,核圆形或卵圆形,胞质中充满粗大的异染性颗粒。

三、肌组织切片

1. 骨骼肌(骨骼肌切片)

(1)低倍镜观察:骨骼肌纤维呈细长的圆柱形,有明显的横纹,肌质染成粉红色,贴近肌膜深面有多个细胞核,染成紫红色。

(2)高倍镜观察:周期性的横纹更加明显,进一步观察,可看到明带和暗带。

2. 心肌(心肌切片)

(1)低倍观察镜:可见心肌纤维的各种切面。纵断面心肌纤维呈短柱状,有分支连接成网,胞质嗜酸性,染成粉红色,核卵圆形,一个,位于中央。横切面呈不规则形,有的有核,呈圆形位于中央。

(2)高倍镜观察:纵切面可见肌纤维有明暗相间的横纹,但不明显。间隔一定距离可看到染色较深的横线,即闰盘。横切面可见胞质周边染色较深,核周染色较浅。

四、神经组织切片

1. 多极神经元(脊髓横切片)

(1) 肉眼观察:脊髓标本呈椭圆形,中央深染的部分为灰质,周围部分为白质。

(2) 低倍镜观察:灰质较宽处为前角,内可见多个突起的细胞,选1个突起较多,又有细胞核的神经元,移至视野中央,换高倍镜观察。

(3) 高倍镜观察:多极神经元的胞体不规则,呈星形或锥体形,可见自胞体发出突起的根部,细胞核位于中央,大而圆,染色淡,核仁明显。在白质内可见神经纤维束的横切面。

2. 有髓神经纤维(有髓神经纤维纵切)

(1) 低倍镜观察:标本两侧有染成粉红色的结缔组织,为神经外膜。向内观察:有许多平行排列、粗细不等的红色线条状结构,即神经纤维束。神经纤维束内多为粗细不等的有髓神经纤维,观察单根神经纤维,首先找到郎飞结,相邻两个郎飞结之间的一段为结间体。

(2) 高倍镜观察

① 郎飞结:沿平行排列的神经纤维仔细寻找,可见粉色线条上的某些部位向内凹陷,即为郎飞结。

② 轴索:在神经纤维中央,有一条粉红色的线状结构为轴索。

③ 髓鞘:轴索两侧发亮的部分。这主要是制片过程中,髓鞘中磷脂被溶解所致。

【实验报告】

填一填:

(一)上皮组织

1. _____上皮

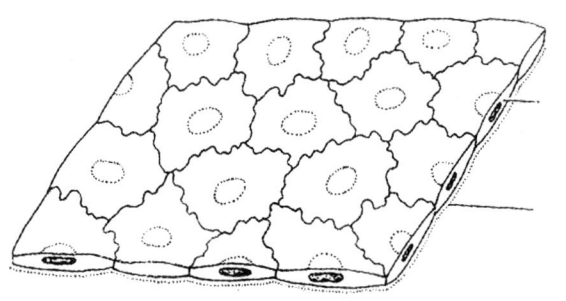

2. _____上皮

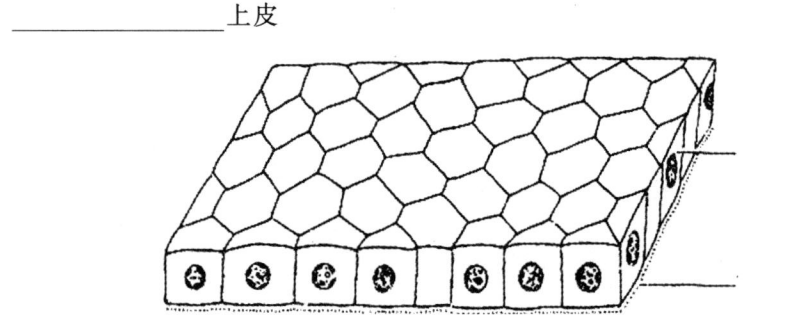

3. _____上皮

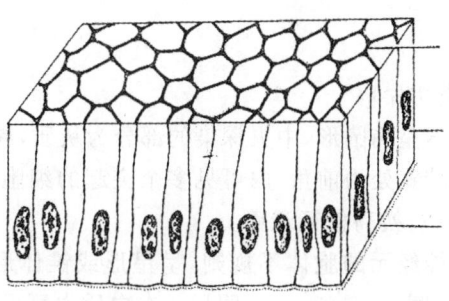

4. _____上皮

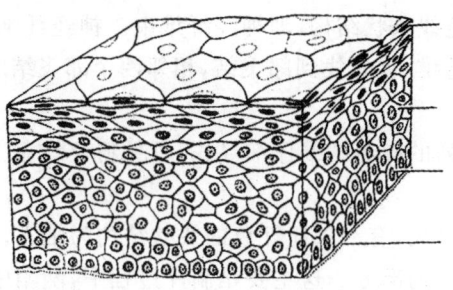

5. _____上皮

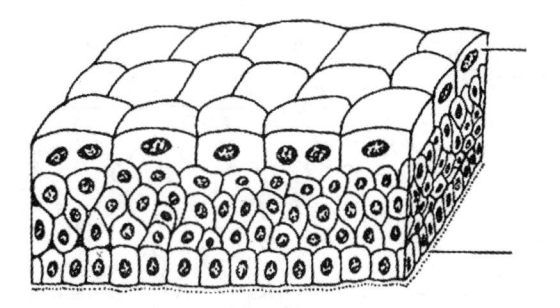

（二）结缔组织

1. _____

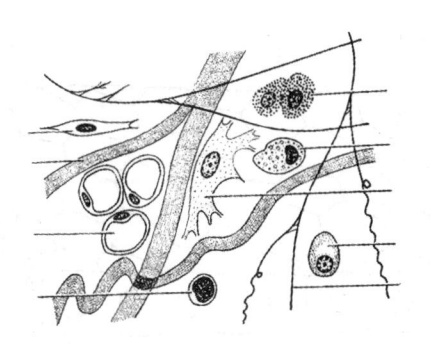

2. _____

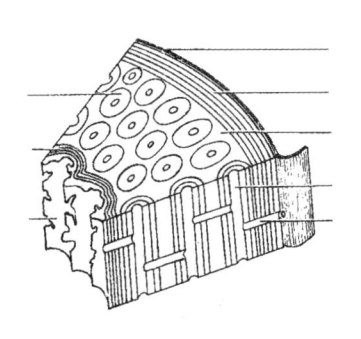

（三）肌组织

1. _____肌

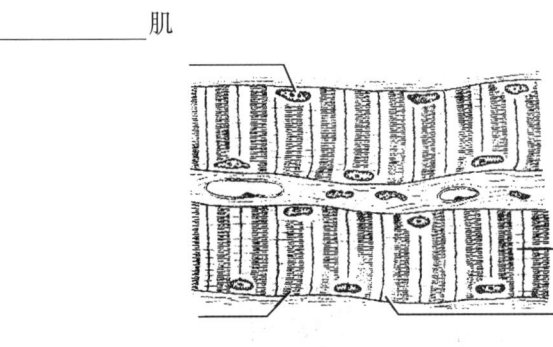

2. _____肌

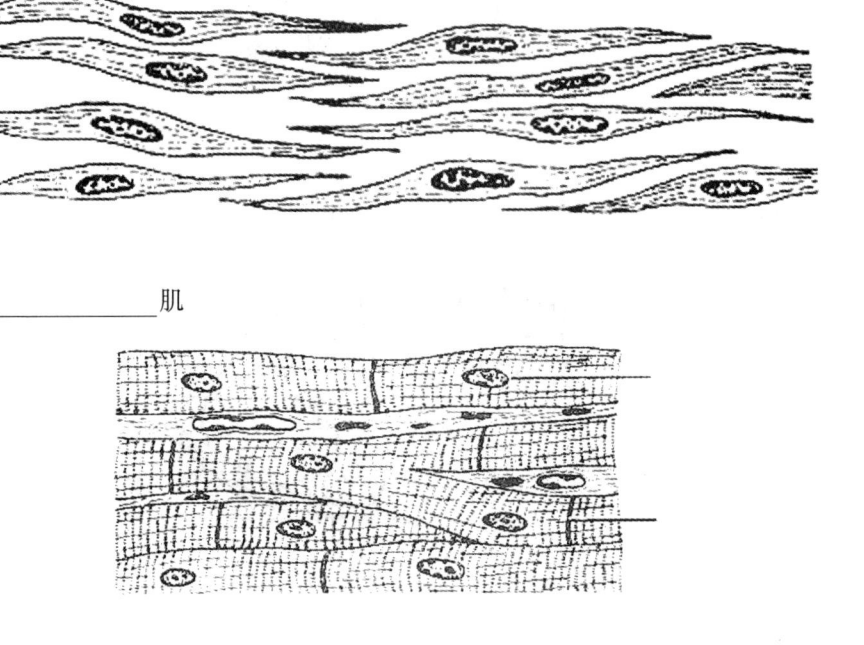

3. _____肌

（四）神经组织

1. 神经元结构

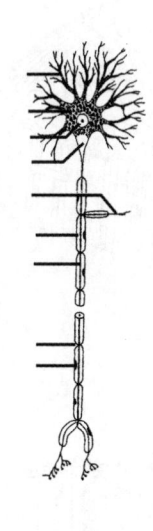

2. 神经胶质细胞

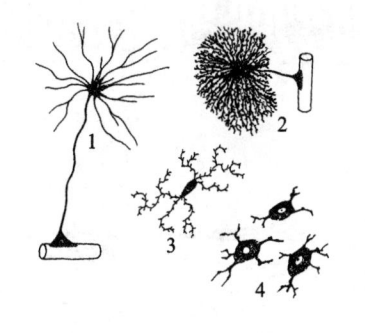

3. 突触结构

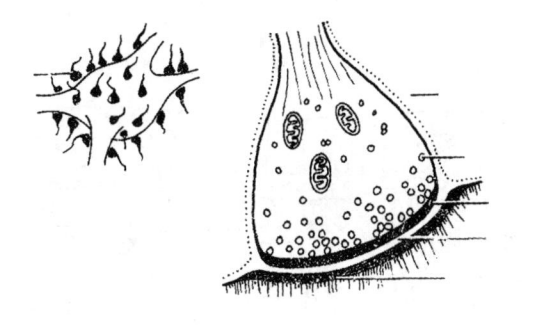

画一画：

1. 单层立方上皮（甲状腺切片）

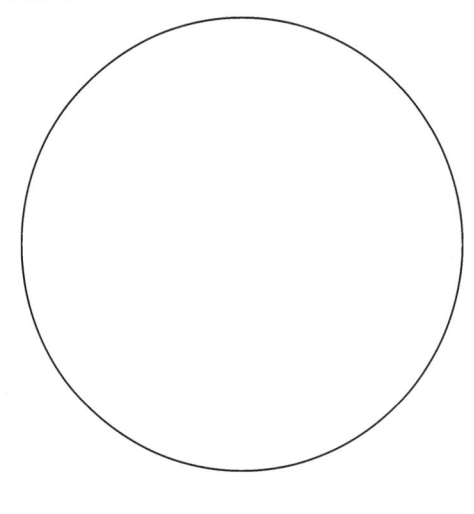

2. 疏松结缔组织

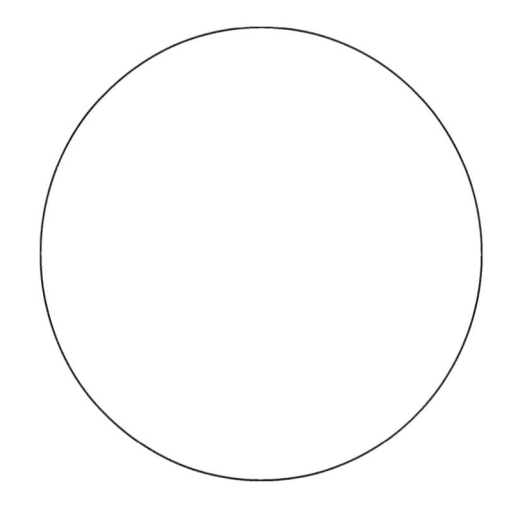

3. 骨骼肌

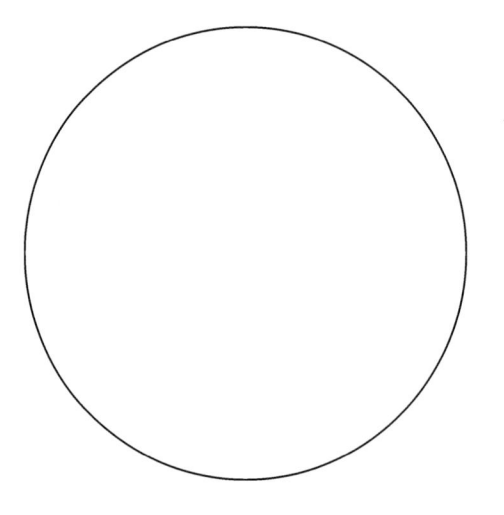

4. 突触结构

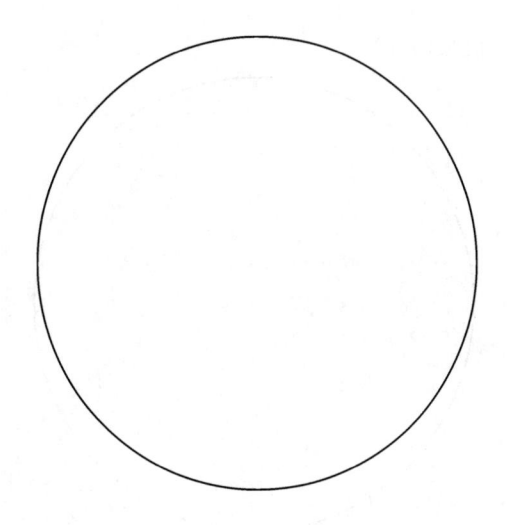

（孟庆鸣）

第五章　血　　液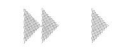

实验项目5　人血液涂片观察

【实验任务】
掌握血细胞的显微镜形态结构。

【实验材料】
人血液涂片。

【实验内容及方法】
血液涂片观察。

一、低倍镜观察

找涂片较薄的地方观察,血细胞体积较小。

二、高倍镜观察

(一)红细胞

数目最多,呈圆盘形,无胞核,浅红色,中央染色浅,周边染色深。

(二)白细胞

数目少,需移动切片观察。

(1)中性粒细胞:2~5个叶,杆状核较少,胞质浅粉色,胞质中有细小并淡染的中性颗粒,一般难以分辨。

(2)嗜酸性粒细胞:数目较少,胞体比中性粒细胞稍大,核紫蓝色,多为两叶,胞质中含许多粗大而均匀排列的橘红色颗粒。

(3)嗜碱性粒细胞:数目极少,通常在标本上找不到,胞质中含大小不等、分布不均的紫蓝色颗粒,胞核形状不规则,常被颗粒覆盖而不明显。

(4)淋巴细胞:数目较多,胞核大,圆形或椭圆形,染色质为粗块状,呈深紫蓝色,胞质少,呈天蓝色,有的可见少量细小的紫红色嗜天青颗粒。

(三)血小板

最小,在血细胞之间常成群存在,形态不规则,其周围胞质透明,略呈淡蓝色,中央含有许多紫红色血小板颗粒。

画一画：

人血液涂片

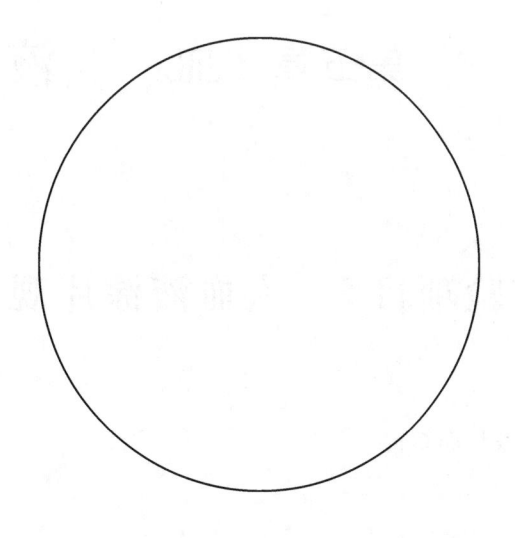

实验项目6　渗透压对红细胞的影响

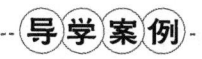

　　患者，男，27岁，做婚前检查，部分检查项目结果显示如下：地中海贫血筛查时红细胞渗透脆性试验结果为16％，正常参考范围为60％～100％。

　　请问：1. 细胞渗透脆性试验的用途是什么？为什么婚检时需要检查？

　　　　　2. 检查结果若显示红细胞渗透脆性减小或增大时，有何临床意义？

【实验任务】

观察红细胞在低渗溶液中的溶血现象，加深理解血浆渗透压相对恒定的生理意义，并了解其测定方法。

【实验原理】

红细胞膜对低渗溶液具有一定的抵抗力。用一系列不同浓度的低渗溶液测定时，开始发生溶血的是由于部分抵抗力小（脆性大）的红细胞破裂所致，其浓度即为最大脆性（图5-1）；完全溶血的是由于抵抗力大（脆性小）的红细胞也发生破裂的结果，其浓度即为最小脆性。

【实验对象】

家兔。

【实验材料】

小试管10支、试管架、2 mL注射器、2 mL吸管、显微镜、载物玻璃片、记号笔、NaCl溶液、蒸馏水、抗凝兔血。

【实验步骤】

1. 制备各种低渗盐溶液：取小试管10支，从1～10分别标记后，排列在试管架上。参照

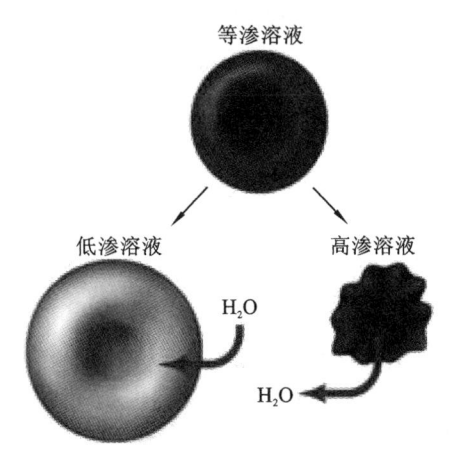

图 5-1 红细胞膜对不同渗透压的溶液的抵抗力

表 5-1 所示的量,向各试管内加入 170 mmol/L NaCl 溶液,从第 1 管加入 1.4 mL 递减到第 10 管 0.5 mL。再向各试管添加蒸馏水,从第 1 管加入 0.6 mL 递增至第 10 管 1.5 mL。制成不同浓度的低渗盐溶液,从 120 mmol/L 至 43 mmol/L 共 10 种浓度,每管溶液均为 2.0 mL。

表 5-1 各种低渗盐溶液配制表

试液 \ 试管号	1	2	3	4	5	6	7	8	9	10
NaCl/mL	1.40	1.30	1.20	1.10	1.00	0.90	0.80	0.70	0.60	0.50
蒸馏水/mL	0.60	0.70	0.80	0.90	1.00	1.10	1.20	1.30	1.40	1.50
NaCl 溶液浓度/(mmol/L)	120	112	104	95	86	78	69	60	52	43

2. 用灭菌和干燥的注射器,从兔耳缘静脉取血 1 mL。向每一试管内注入 1 滴血液,充分混合,在室温下放置 1 h。

【观察项目】

1. 根据混合液的颜色等情况进行观察和判断。

(1) 试管中液体变红而透明者,称为完全溶血。引起完全溶血的最小盐溶液浓度,即为红细胞的最大抵抗力(表示红细胞的最小渗透脆性)。

(2) 试管中液体下层为混浊红色,表示有未破裂的红细胞,而上层出现透明红色,表示部分红细胞被破坏而溶血,称为不完全溶血。开始出现不完全溶血的盐溶液浓度,即为红细胞的最小抵抗力(表示红细胞的最大渗透脆性)。

(3) 试管内液体分两层,上层浅黄色透明,下层红色不透明(称为不溶血)。

2. 取一滴含红细胞的不同渗透浓度的溶液,分别滴在载物玻璃片上,用显微镜观察红细胞的形态。

【实验观察指标】

不同试管的 NaCl 溶液浓度见表 5-2。

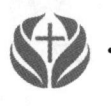
表 5-2　不同试管的 NaCl 溶液浓度

试管号	1	2	3	4	5	6	7	8	9	10
NaCl 溶液浓度/(％)	0.9	0.65	0.6	0.55	0.50	0.45	0.40	0.35	0.30	0.25
液体现象										
管底现象										

【实验结论】

红细胞最大脆性的 NaCl 溶液浓度为 _____。

红细胞最小脆性的 NaCl 溶液浓度为 _____。

【思考题】

1. 为什么在不同浓度盐溶液中红细胞形态不同？

2. 输液时为何多采用等渗溶液？临床常见的等渗溶液是什么？

实验项目 7　影响血液凝固的因素

导学案例

血友病是遗传性出血性疾病,它是由于血液中某些凝血因子的缺乏而导致的严重凝血功能障碍。根据缺乏的凝血因子不同可分为 A、B、C 三类。血友病 A 是凝血因子Ⅷ缺乏所导致的出血性疾病,约占先天性出血性疾病的 85％。血友病 B,称为因子Ⅸ缺乏症,血友病 A、B 治疗相似,采用替代疗法,可选用血浆、凝血酶原复合物(PCC)、因子Ⅸ浓缩物和重组因子Ⅸ制品等。

【实验任务】

通过测定不同条件下的血液凝固时间,了解血液凝固的基本过程及加速和延缓血液凝固的因素。

【实验原理】

血液由流体状态变为不能流动的胶冻状凝块的过程称为血液凝固。血液凝固是由许多凝血因子参与的一系列顺序发生的酶促反应过程,其最终结果是血浆中的纤维蛋白原变成纤维蛋白。血液凝固的基本过程分为三步。

(1) 凝血酶原激活物的形成。

(2) 凝血酶原被激活生成凝血酶。

(3) 纤维蛋白原转变为纤维蛋白及其多聚体。

血液凝固分为内源性凝血和外源性凝血两条途径。内源性凝血是指参与凝血过程的全部因子都存在于血浆中,由Ⅻ因子与异面接触后启动;而外源性凝血是指始动凝血的组织因子(Ⅲ)来自组织,凝血时间较前者短。两者的主要区别在于凝血酶原激活物形成的过程不同。

【实验对象】

家兔。

【实验材料】

哺乳类手术器械 1 套,静脉插管、动脉夹、20 mL 注射器 1 支、9 号注射针头 1 个、小试管刷 1 个、小试管、秒表、恒温水箱、1 mL 吸管 6 支、冰块、棉花、石蜡油、肝素 8 U、0.025 mol/L $CaCl_2$ 溶液(取 2.8 g $CaCl_2$ 溶于 1000 mL 蒸馏水内,然后过滤制成)、生理盐水等。

【实验方法和步骤】

一、麻醉和固定

用 20％氨基甲酸乙酯按 4 mL/kg 剂量从兔耳缘静脉缓慢注入,待家兔麻醉后,仰卧固定于兔手术台上。

二、手术

剪去颈部的毛,沿正中线切开颈部皮肤,分离皮下组织和肌肉,暴露气管,在支气管两侧的深部找到颈总动脉,分离出一侧颈总动脉,在其下穿过两条线。头端用线结扎阻断血流,另一线备用(固定动脉插管用)。近心端用动脉夹夹闭动脉,然后在靠近头端结扎处用眼科剪作一斜切口,向心方向插入动脉插管,用丝线固定,需放血时开启动脉夹即可。

三、观察项目

取干净的小试管 9 支,按表 5-3 准备。由颈总动脉插管放血,各管加血 2 mL,观察血液是否发生凝固,至血液成为凝胶状,试管倒立时血液不流出为止,记下所经历全程时间,即凝血时间。

比较 3 管和 4 管,5 管和 6 管,1 管和 9 管的凝血时间,分析产生差别的原因。如果加入肝素和草酸钾管不出现血液凝固,两管各加 1/40 mol $CaCl_2$ 溶液 2～3 滴,观察血液是否凝固?

【注意事项】

1. 持试管的方法为拇指和中指分别捏住试管上端,食指堵住试管口。

2. 自血液流入试管内即开始计时。

3. 每一试管接血后将血液充分混匀。

4. 每隔 15 s 倾斜试管(45°)一次,如血液不随试管的倾斜而流动,则可判定为血液凝固。

5. 5 号试管接血前应放入温水中预热和 6 号试管接血前应放入冰水中预冷。

【记录、分析实验结果】

比较 3 管和 4 管,5 管和 6 管,7 管和 8 管的凝血时间,分析产生差别的原因。如果加入肝素和草酸钾管不出现血液凝固,两管各加 0.025 mol/L $CaCl_2$ 溶液 2～3 滴,观察血液是否凝固?

表 5-3　内源性凝血与外源性凝血观察及理化因素对血液凝固的影响

试管编号	实验条件	凝血时间	结果分析
1	空管		
2	用木棒不停搅动		
3	放棉花少许		
4	石蜡油润滑内表面		
5	37 ℃水浴中		
6	置于有冰块的小烧杯中		
7	加肝素 8 U(加血后摇匀)		
8	加组织液 1 mL(加血后摇匀)		
9	加草酸钾 1～2 mg(加血后摇匀)		
10 min 后在 3 号管中加 2%氯化钙 2 滴			

【实验结论】

1. 表 5-3 中,哪一管凝固发生得最快? 为什么?

2. 加速和延缓血液凝固的方法有哪些?

实验项目 8　ABO 血型与 RH 血型鉴定

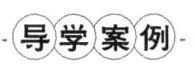 导 学 案 例

　　1492 年,首例输血由于使用的方法很原始,没有成功,患者死亡;1667 年法国国王御医 Jean 用羊血治疗精神病患者,偿试将动物血输给人,导致患者死亡,这一严重事故使以后 150 多年没人再敢尝试输血治疗。1818 年,英国产科医生 James Blundell 首次用人血输治患者,取得一定效果。1900 年奥地利维也纳大学科学家 Karl Landsteiner 发现 ABO 血型及 Rh 血型系统,增加了人类对血型系统的认识。

【实验任务】

1. 观察红细胞的凝集现象。

2. 学会 ABO 血型和 RH 血型的鉴定方法,理解分型的依据及鉴定的意义。

【实验原理】

　　血型是指血细胞膜上特异抗原的类型。在 ABO 血型系统中,红细胞膜上抗原分 A 和 B 两种抗原,而血清抗体分抗 A 和抗 B 两种抗体。A 抗原加抗 A 抗体或 B 抗原加抗 B 抗体,则产生凝集现象。因此,血型鉴定是将受试者的红细胞加入抗 B 抗体与抗 A 抗体,观察有无凝集现象,从而得知受试者红细胞膜上有无 A、B 抗原。在 ABO 血型系统,根据红细胞膜上是否含 A、B 抗原而分为 A、B、AB、O 四型(表 5-4、图 5-2)。RH 血型是人体血液红细胞上有 Rh 凝集原者,为 Rh 阳性,反之为阴性。

表 5-4　ABO 血型中的抗原和抗体

血型	红细胞膜上所含的抗原	血清中所含的抗体
A	A	抗 B
B	B	抗 A
AB	A 和 B	无抗 A 和抗 B
O	无 A 和 B	抗 A 和抗 B

【实验对象】

正常人。

【实验材料】

1. 仪器:显微镜。

2. 器械:采血针、双凹玻片、竹签、消毒棉签、蜡笔。

3. 药品:标准 A 血清、标准 B 血清、75％酒精、碘酒、Rh 抗血清。

【实验方法和步骤】

1. 取双凹玻片 1 块,用干净纱布轻拭使之洁净,在玻片两端用蜡笔标明 A 及 B,并分别滴入抗 A、抗 B 标准血清及抗 D 血清 1 滴。

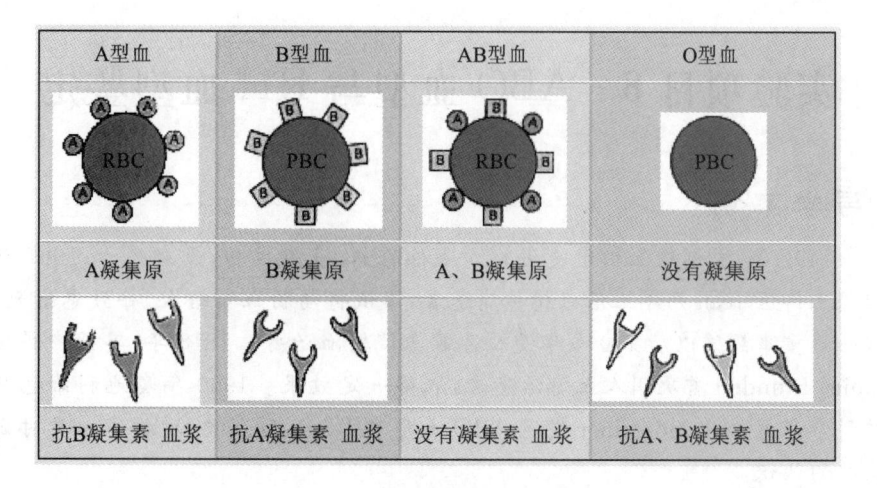

图 5-2　ABO 血型中的抗原和抗体

2. 用碘酒、75％酒精消毒指尖,用消毒采血针刺破皮肤,分别用牙签刮取 1～2 滴血,使其分别与 A 型、B 型标准血清和抗 D 血清充分混匀。

3. 放置 10 min 后用肉眼观察结果。如有凝集反应可见到呈红色点状或小片状凝集块浮起。先用肉眼看有无凝集现象,肉眼不易分辨时,则在低倍镜下观察,如有凝集反应,可见红细胞聚集成团。

4. 判断血型:根据受试者红细胞是否被 A、B 型标准血清和 Rh 抗血清所凝集,判断血型。

【注意事项】

1. 用牙签混匀时,严防两种血清接触。

2. 肉眼不能确定有无凝集现象时,应在低倍镜下观察。

3. 操作中注意无菌操作,防止交叉感染。

【实验现象】

将观察到的现象画在下图中。

【结果分析】

ABO 血型:

1. 已知 A 处标准血清中有,现检查结果是 A 处(凝集或不凝集),证明被检者红细胞膜上(有或无)凝集原。

2. 已知 B 处标准血清中有,现检查结果是 B 处(凝集或不凝集),说明被检者红细胞膜上(有或无)凝集原。

3. 根据上述情况判定:被检者血型为_____型。

实验项目9 交叉配血试验

导学案例

患者,女,26 岁,于某日凌晨 1:00 因宫外孕大出血,急诊入院后紧急做好手术准备,遵医嘱凌晨 1:30 输 A 型血 400 mL,凌晨 2:00,手术中出血较多,还需输同型血 400 mL。

请问:何谓血型? 鉴定患者血型的方法是什么?

【实验任务】

1. 学习一种交叉配血试验的方法。

2. 观察交叉配血试验时,供血者的红细胞、血清分别同受血者的血清、红细胞混合后有无凝集现象发生。

【实验原理】

交叉配血试验是将供血者的红细胞、血清分别同受血者的血清、红细胞混合,观察有无凝集现象发生(图 5-3)。输血时,主要考虑供血者的红细胞不要被受血者的血清所凝集;其次才考虑受血者的红细胞不被供血者的血清所凝集。前者称为交叉配血试验的主侧反应,后者称为交叉配血试验的次侧反应。当主侧反应和次侧反应均无凝集现象发生,称为"配血相合",可以进行大量输血;如果主侧反应凝集,称为"配血不合"或"配血禁忌",绝对不能输血;如果主侧不凝集,而次侧凝集,可以认为"基本相合",可以少量输血,但要谨慎,不宜过快输血,密切注视有无输血反应,以保证受血者的输血安全。

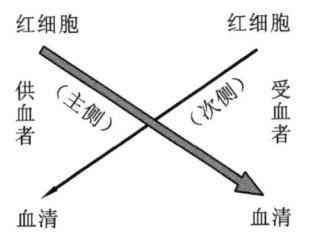

图 5-3 交叉配血试验

【实验对象】

正常人。

【实验材料】

1. 仪器:显微镜、离心机。

2. 器械:消毒注射器、小试管、棉球、蜡笔。

3. 药品:碘酒、75%酒精、生理盐水、肝素。

【实验方法和步骤】

1. 用碘酒、75％酒精棉球消毒皮肤后,用消毒干燥注射器抽取受血者及供血者静脉血各 1.8 mL,血分别注入两个干净的加入 0.2 mL 抗凝剂的小试管中,并且标明供血者与受血者,然后 1000 r/min 离心 1 min,沉淀、分离出血浆和血细胞备用。

2. 用生理盐水制备 2％的受血者红细胞悬液;用生理盐水制备 2％的献血者红细胞悬液。

3. 取两支试管,注明"主侧"字样的管内加入供血者红细胞悬液和受血者血浆各 2～3 滴;注明"次侧"字样的管内加入受血者红细胞悬液和供血者血浆各 2～3 滴。

4. 混匀后,15～30 min 观察有无凝集或溶血结果。也可将液体倒于玻片上在低倍镜下观察有无凝集。如果两侧均无凝集现象,"配血相合",可以大量输血;如果主侧无凝集而次侧有凝集只可考虑少量输血;如主侧凝集则不能输血。

【注意事项】

在滴加红细胞悬液时,滴管头不能接触到血清液面;供血者与受血者使用的滴管要分开,不能混用同一支滴管。

【实验方法和步骤】

观看虚拟实验后,请写出实验的操作流程。

【分析与思考】

交叉配血试验后,何种情况可以输血?

（杜　娟）

第六章 运 动 系 统

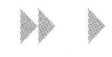

实验项目 10 运动系统大体标本观察

【实验任务】

1. 能够在骨标本上指认出主要骨性结构。

2. 能够在主要关节的标本上辨认出主要组成结构。

3. 能够在全身骨骼肌标本上认出主要肌肉的名称、位置。

【实验材料】

1. 人体骨骼标本和各部分骨标本。

2. 骨的结构、脱钙骨及煅烧骨标本。

3. 脊柱、胸廓标本。

4. 各主要关节标本。

5. 全身肌肉标本(腹侧、背侧)。

【实验内容及方法】

一、骨标本观察

(1)骨的分类和构造:在人体骨骼标本及模型上,辨认各类骨的形态及构造。取股骨及纵切标本,以辨认长骨的骨干和两端以及骨髓腔、关节面。

(2)躯干骨标本:在人体骨架标本上观察脊柱的外形和组成。椎骨的组成及形态特点、胸骨的形态和肋骨的形态。

(3)头颅骨标本:在整块颅骨和分离颅骨标本上观察颅的组成及重要颅骨的形态和位置。

(4)四肢骨标本:①上肢骨:取肩胛骨、锁骨、肱骨、桡骨、尺骨、手骨标本,观察各骨的重要形态特点。②下肢骨:取髋骨、股骨、髌骨、胫骨、腓骨、足骨标本,观察各骨的重要形态特点。

二、骨连结标本观察

(1)骨连结的构造:①在脊柱标本上观察脊柱标本和辨认椎间盘。②在肩关节标本上观察关节的基本结构,包括关节面的形状、关节囊的构造和特性、关节腔的构成。③在膝关节标本上观察关节的辅助构造:包括韧带、半月板的位置、形态。

(2)躯干骨的连结:①脊柱:取切除1~3个椎弓的脊柱腰段标本,观察椎间盘及各韧带的外形、位置和结构。②胸廓:在人体骨架标本上观察胸廓的外形和组成。

在活体上摸辨躯干骨的重要体表标志(如第7颈椎棘突、胸骨角、肋弓等)。

（3）上肢骨的连结：在肩关节、肘关节、桡腕关节切开标本上观察各关节的组成和构造特点，并在活体上验证其各关节的运动。

（4）下肢骨的连结：在骨盆、髋关节、膝关节、距小腿关节切开标本上观察骨盆及各关节的组成和构造特点。在活体上验证其各关节的运动。

三、骨骼肌标本观察

（1）肌的构造、分类及辅助结构：在分离肌肉标本上观察长肌、短肌、扁肌和轮匝肌的形态，辨认肌腹、肌腱和腱膜。

（2）躯干肌标本：在全身骨骼肌标本上辨认胸锁乳突肌、斜方肌、背阔肌、竖脊肌、胸大肌、肋间肌、腹外斜肌、腹内斜肌、腹横机、腹直肌，观察各个腹肌的位置和肌束走行方向，辨认腹直肌鞘和腹股沟管的位置和内、外口的部位。观察膈的位置及中心腱各个裂孔通过的结构。

（3）四肢肌标本：在全身骨骼肌标本上观察三角肌、肱二头肌、肱三头肌、前臂前群肌、前臂后群肌、臀大肌、股四头肌、小腿三头肌的位置和起止点，并在活体上验证它们的功能。

【实验报告】

填一填：

1. 骨的构造

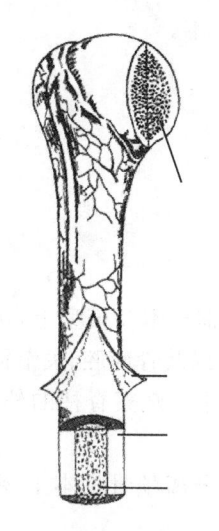

2. 关节的构造

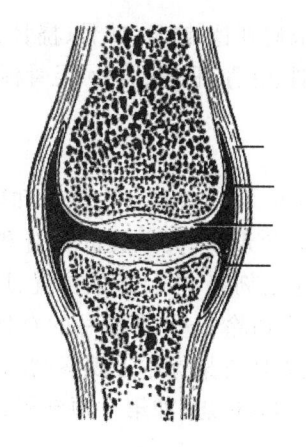

3. 全身骨名称

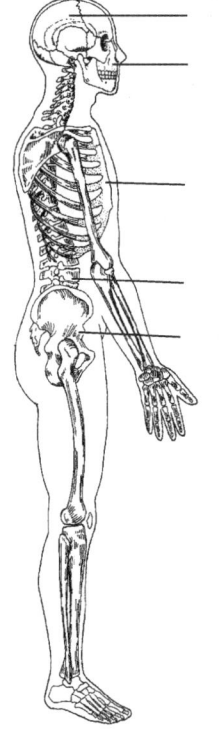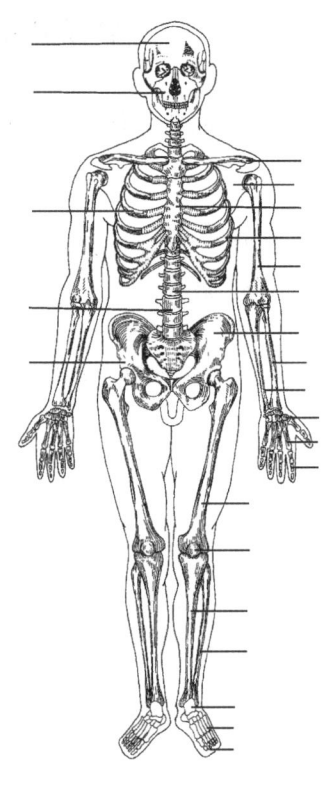

4. 全身肌肉名称

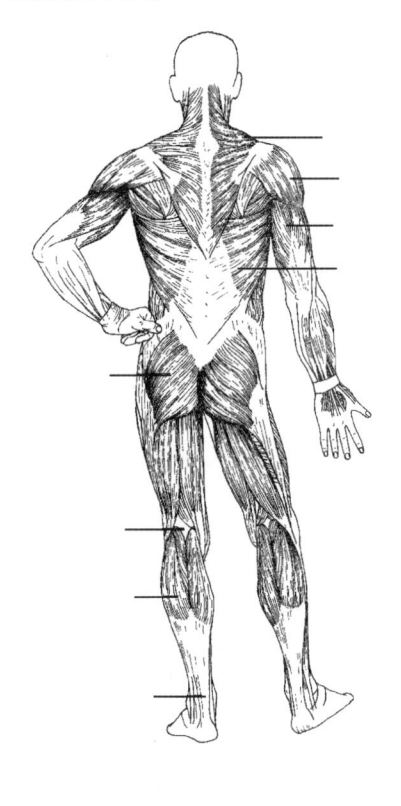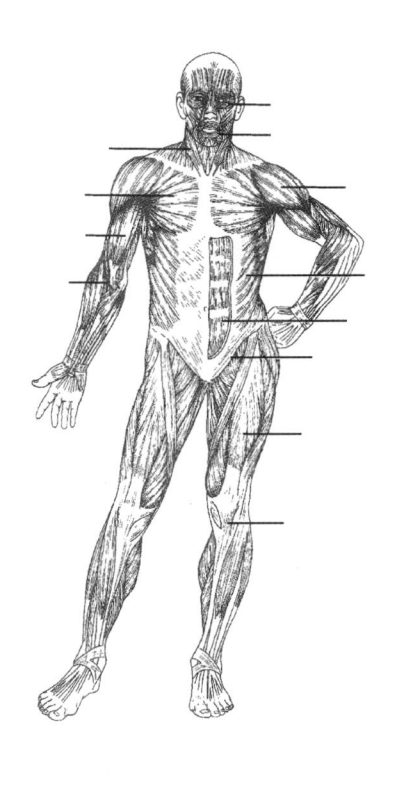

赛一赛：

骨标本关节拼装比赛

【比赛目的】

通过用骨标本拼装上肢和下肢的主要关节,使学生进一步熟悉关节组成和关节面的对应关系。

【比赛方法】

以小组为单位,按照上、下肢骨关节的组成位置,进行上肢骨和下肢骨的拼装。每小组拼装一套上肢骨和一套下肢骨。

【名次确定】

以拼装位置正确,拼装速度快为原则。教师对学生拼装的关节进行检查、评价、排名次。

（麻　智）

第七章 消化系统

实验项目 11 消化系统大体标本观察

【实验任务】

1. 在消化系统标本和模型上辨认出消化管各段的位置、形态和连通关系。

2. 在口腔、胃、小肠、大肠的分离标本上,辨认出各器官的形态、结构。

3. 在消化系统标本和模型上辨认出消化腺的位置和形态。

4. 在肝和胰的标本上,辨认出各器官的形态、结构。

5. 在腹膜的标本上,辨认出网膜和系膜的形态。

【实验材料】

人体半身模型、消化系统标本、头颈部正中矢状切面标本、消化管各段分离标本、消化腺分离标本、腹膜标本,男、女盆腔正中矢状切面标本。

【实验内容及方法】

一、消化系统整体标本、模型观察

在消化系统整体标本、内脏整体标本、胸腹腔后壁标本和人体半身模型上,观察消化系统的组成和各个器官的位置、形态和毗邻关系。

二、消化管分离标本观察

(1)头颈部正中矢状面标本:观察口腔、咽的形态结构,在口腔中观察腭、舌和牙的形态。在咽中观察咽的分部和各部结构。

(2)食管和胃标本:观察食管的形态和狭窄、胃的形态、分部,胃黏膜的形态。

(3)十二指肠和空、回肠标本:观察十二指肠的形态、分部、十二指肠与胰头的关系和十二指肠大乳头的形态。在空、回肠标本上,观察小肠袢的分布,空、回肠的位置、形态,在空肠和回肠切开的解剖标本上,区别两者的黏膜管壁和管腔的形态。

(4)大肠标本:观察盲肠和阑尾的位置、形态和连通关系;观察结肠的位置、形态、分部和特征性结构;观察直肠的形态和弯曲。

三、消化腺分离标本观察

(1)唾液腺标本:在头面部标本上观察三大唾液腺的形态、位置及开口部位。

(2)肝标本:观察肝的形态、结构、分部,辨认出入肝门的结构;观察胆囊的位置、形态和

分部以及输胆管道的组成。

（3）胰标本：观察胰的形态、分部、结构，胰头与十二指肠的关系、胰管与胆总管的关系。

四、腹膜标本观察

在腹膜标本上，观察脏、壁腹膜的配布和腹膜腔的形成；大、小网膜的位置、形态；各系膜的位置、形态。在盆腔正中矢状切面标本上，确认各陷凹的位置、形态。

【实验报告】

填一填：

消化系统概观

实验项目 12　消化系统组织切片观察

【实验任务】

在胃、小肠和肝的组织切片，辨认出各器官的组织结构。

【实验材料】

胃底、小肠和肝组织切片。

【实验内容及方法】

一、胃底切片

1. 低倍镜观察：辨认胃壁的四层结构。重点观察黏膜内的单层柱状上皮，固有层内胃底腺的形态。

2. 高倍镜观察：仔细观察胃底腺，辨认主细胞和壁细胞的形态结构。①主细胞多位于胃底腺的中、下部,数量较多,细胞呈柱状,细胞核呈圆形位于基底部,细胞质呈淡蓝色。②壁细胞多位于胃底腺的上、中部,细胞较大,呈圆形或锥体形。细胞核呈圆形位于中央,细胞质呈红色。

二、小肠切片

1. 低倍镜观察:观察小肠壁的四层结构,重点观察小肠黏膜,在黏膜表面有许多指状突起为绒毛,固有层含有肠腺和淋巴组织。

2. 高倍镜观察:绒毛的表面由单层柱状上皮细胞和少量杯状细胞构成。绒毛中央的固有层含有毛细血管和中央乳糜管。肠腺由单层柱状细胞构成。

三、肝切片

1. 低倍镜观察:肝的被膜和肝小叶。肝小叶的中央为中央静脉、周围由肝细胞排列构成的肝索、在肝索之间为肝血窦,内有血细胞。肝小叶之间是肝门管区,内有小叶间动脉、小叶间静脉和小叶间胆管。

2. 高倍镜观察:肝细胞体积较大,呈多边形。细胞核圆形,1 个或 2 个,位于细胞中央,核仁明显。

【实验报告】

填一填:

1. 胃底腺的微细结构图

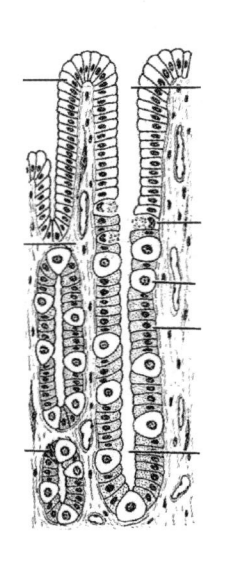

2. 小肠绒毛的微细结构图

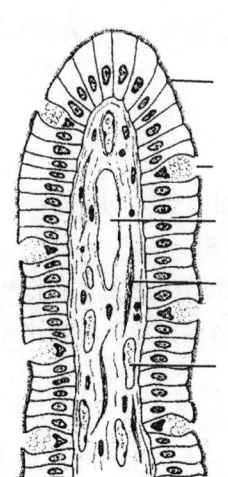

3. 肝小叶的微细结构图

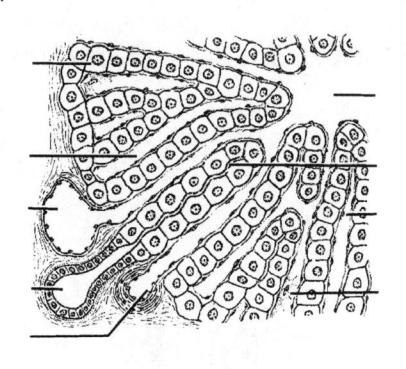

画一画：
肝小叶与肝门管区

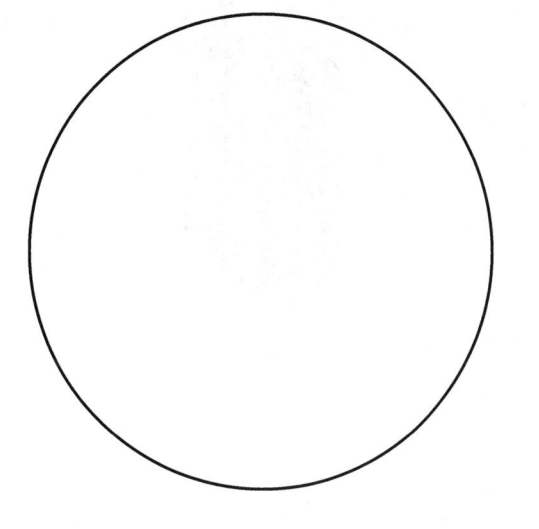

实验项目 13　离体肠管及影响因素

导学案例

　　患者,男,29 岁,因腹痛、呕吐、停止排气及排便 1 天入院,神志清楚,肠鸣音活跃,右下腹有一长约 4 cm 的瘢痕。入院诊断为肠梗阻。

　　请问:1. 小肠平滑肌的生理功能和特性有哪些?

　　　　　2. 上述患者为什么诊断为肠梗阻?

【实验任务】

通过观察各种因素对离体小肠平滑肌运动的影响,加深对平滑肌生理特性的了解。

【实验原理】

消化管、血管、子宫、输尿管、输卵管等均由平滑肌组成。平滑肌除具有肌肉的一般生理特性外,还具有自动节律性、较大的伸展性及对化学、温度和牵拉刺激敏感等生理特性。

在一定时间内,离体的小肠平滑肌在适宜的环境中仍可保持其生理功能。本实验将小肠平滑肌置于模拟内环境中,观察当模拟内环境因素发生变化时,离体小肠平滑肌运动的变化。

该实验方法不仅在理论上可以证明平滑肌的生理特性,而且还可用来测定微量化学物质或药物的生物学特性,被称为生物学检定法。

【实验对象】

家兔。

【实验材料】

台氏液、1∶10000 肾上腺素、1∶10000 乙酰胆碱、1% $CaCl_2$ 溶液、1 mol/L HCl 溶液、1 mol/L NaOH 溶液等。

恒温平滑肌浴槽、计算机生物信号采集处理系统、张力换能器、哺乳动物手术器械 1 套、注射器、纱布、棉线、丝线、万能支架、螺旋夹、双凹夹、温度计、细塑料管(或橡胶管)、长滴管等。

【实验步骤】

(1)恒温平滑肌浴槽装置,向中央标本槽内加入台氏液至浴槽高度的 2/3 处。外部容器为水浴锅加自来水。开启电源,恒温工作点定在 38 ℃。

(2)标本制备。家兔麻醉后,将兔背位固定于手术台上,腹部剪毛后,沿正中线切开皮肤和腹壁,找到胃,以胃幽门与十二指肠交界处为起点,快速沿肠缘剪去肠系膜,然后剪取 20～30 cm 长的十二指肠,置于 4 ℃左右的温台氏液中轻轻漂洗,可用注射器向肠腔内注入台氏液冲洗肠腔内壁,并置于低温(4～6 ℃)台氏液中备用。实验时将肠管剪成 2～3 cm 的肠段,用棉线结扎肠段两端,将一端结扎线连于浴槽内的标本固定钩上,另一端连于张力换能器上,适当调节换能器的高度,使其与标本之间松紧度合适。此相连的线必需垂直,并且不能与浴槽壁接触,避免摩擦。用塑料管将充满气体的球胆或增氧泵与浴槽底部的通气管

相连,调节塑料管上的螺旋夹,让通气管的气泡一个一个逸出,为台氏液供氧。

（3）仪器连接与调试:张力换能器输入端与系统相连,进入计算机生物信号采集处理系统,选择离体小肠平滑肌的生理特性实验项目。

【实验步骤和观察项目】

离体肠管及影响因素实验记录见表 7-1。

表 7-1　离体肠管及影响因素实验记录

观　察　项　目	胃肠运动紧张度（强弱）	胃肠运动频率（快慢）	结果分析
刺激迷走神经			
刺激内脏大神经			
滴加乙酰胆碱			
滴加肾上腺素			
注射阿托品 0.5 mg			

【分析与思考】

1. 电刺激膈下迷走神经或内脏大神经,胃肠运动有何变化? 为什么?

2. 胃肠上滴加乙酰胆碱、肾上腺素和注射阿托品,胃肠运动有何变化? 为什么?

（李佳怡）

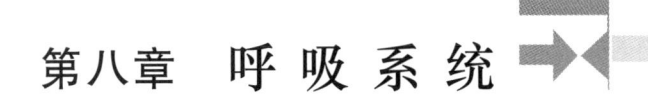
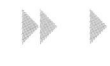

实验项目 14　呼吸系统大体标本观察

【实验任务】

1. 在呼吸系统概观标本上辨认出呼吸道的各个器官和肺的位置与形态。

2. 在鼻腔、喉、气管和肺的分离标本上辨认出各个器官的形态和结构。

3. 在肺的标本上辨认出肺的各个部位的形态和结构。

4. 在胸腔的标本上辨认出胸膜的分部、胸膜腔的形态和纵隔的结构。

【实验材料】

呼吸系统概观标本、头颈部正中矢状切面标本,喉标本,气管与主支气管标本,左、右肺标本,胸腔与纵隔标本。

【实验内容及方法】

一、呼吸系统概观标本观察

在呼吸系统概观标本和胸腔的标本上,观察呼吸系统的组成和各个器官的位置、形态、各器官之间的连通关系。

二、呼吸系统分离标本观察

(1)头颈部正中矢状面标本:①观察鼻腔的位置、形态及结构,观察鼻甲和鼻旁窦的位置与开口。②观察喉的位置、结构,喉与咽之间的位置关系。

(2)喉软骨和喉腔标本:观察各喉软骨的形态和位置关系,喉口、喉腔、前庭襞、声襞的位置和形态。

(3)气管与主支气管标本:在气管与主支气管标本上,观察气管的形态和结构,比较左、右主支气管的差异。

(4)肺标本:观察比较左、右肺标本,观察肺的形态、肺门的结构、肺的裂隙及分叶。

三、胸腔标本观察

在胸腔标本上观察肺尖、肺前缘的形态及与心脏的毗邻关系。观察胸膜的分部和各部的转折关系,辨认肋膈隐窝的位置、形态;观察纵隔的位置和内容。

【实验报告】

填一填:

呼吸系统概观

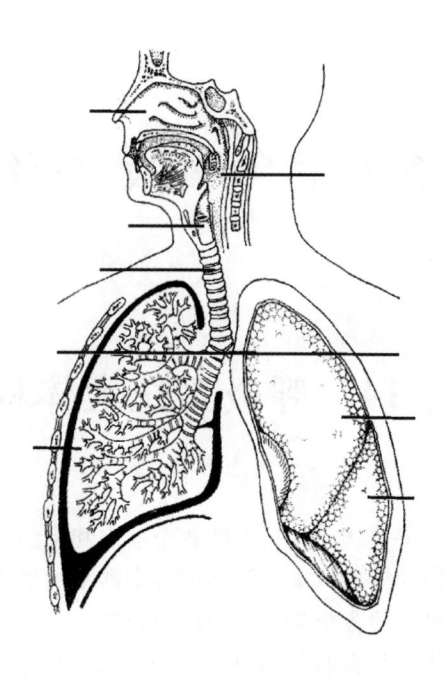

实验项目 15 呼吸系统组织切片观察

【实验任务】

在肺的组织切片上辨认出肺的微细结构。

【实验材料】

气管和肺组织切片。

【实验内容】

一、气管壁组织切片

（一）低倍镜观察

辨认气管壁的三层结构,靠近管腔呈淡紫红色区域为黏膜层。黏膜层与软骨之间的淡红色区域为黏膜下层。软骨及外周的结构为外膜层。

（二）高倍镜观察

在黏膜层中观察假复层纤毛柱状上皮和其间的杯状细胞。在黏膜下层内寻找气管腺,外膜中观察淡蓝色的透明软骨和结缔组织,在软骨缺口处观察平滑肌束。

二、肺组织切片

（一）低倍镜观察

肺实质中观察辨认许多染色较深、大小不等的肺泡的断面和肺泡之间的肺泡隔。在肺泡间寻找一些细小的支气管断面。

（二）高倍镜观察

区分细支气管和呼吸性细支气管。细支气管管壁无软骨,上皮为单层柱状上皮。呼吸性细支气管管壁不完整,管腔与肺泡管相通,上皮为单层立方上皮。

【实验报告】

填一填:

1. 肺微细结构模式图

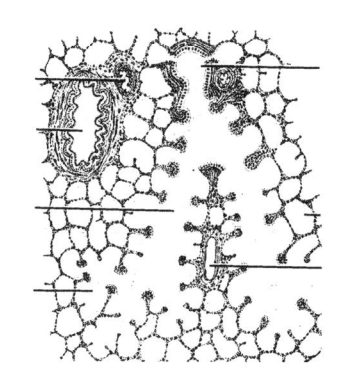

2. 气管微细结构模式图

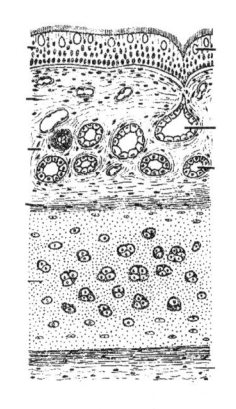

画一画:

肺泡与细支气管

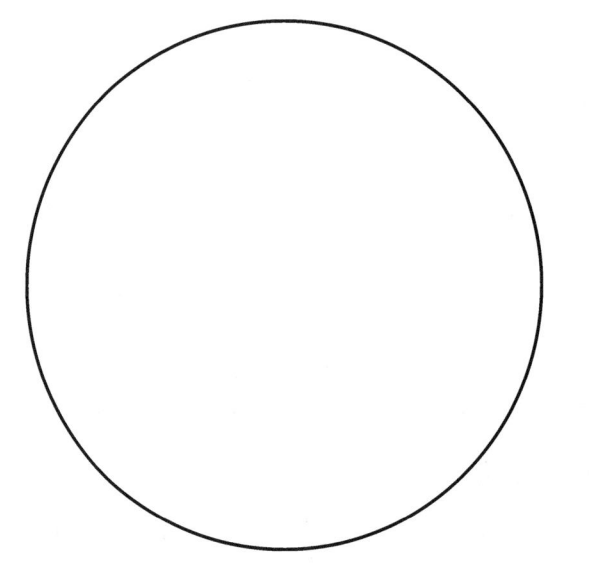

实验项目 16　胸内压和气胸的观察

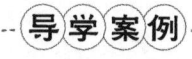

　　患者,男,19 岁,于前一天搬重物时突然出现右侧剧烈胸痛,无肩背部放射,无心悸、心慌,阵发性剧咳,无痰,无发热。伴气促,感呼吸窘迫。检查发现右侧胸廓稍饱满,肋间隙增宽,右侧呼吸动度减弱。右肺叩诊呈鼓音,呼吸音消失。

　　请问:1. 胸膜腔为何为负压?

　　　　　2. 分析此患者出现此症状可能的原因。

【实验任务】

学习直接测定胸膜腔内压(胸内压)的方法,观察胸内压在呼吸周期中的变化及影响胸内压变化的因素。

【实验原理】

在平静呼吸时,胸膜腔内的压力虽随呼气和吸气而升降,但始终低于大气压,故称之为胸内负压。胸内负压是由肺的回缩力决定的。平静呼吸时胸内负压的大小随肺的张缩而变化,即吸气时肺扩张,肺的回缩力增大,胸内负压加大;呼气时肺缩小,肺的回缩力减小,胸内负压也减小。当紧闭声门用力呼气时,胸内压会高于大气压;若因创伤或其他原因使胸膜腔与大气相通而形成开放性气胸时,胸内压便与大气压相等而不再呈现负压。

【实验对象】

家兔。

【实验材料】

生物机能实验系统,兔手术台,哺乳动物手术器械 1 套,张力换能器,压力换能器,50 cm长橡皮管 1 条,胸内套管或粗穿刺针头及与之相连的塑料管,20 mL 注射器和针头,气管插管,20％氨基甲酸乙酯,生理盐水等。

【实验方法和步骤】

一、麻醉与手术

经兔耳缘静脉注射 20％氨基甲酸乙酯(5 mL/kg 体重),待家兔麻醉后,将其背位固定于兔手术台上,剪去颈部、右侧胸部和剑突部位的被毛,在颈部正中切开皮肤,分离出气管,插入"Y"形气管插管。

二、仪器调试

打开计算机,进入生物机能实验系统操作界面,由菜单条输入信号→1 通道→张力信号,记录呼吸运动;再由菜单条输入信号→2 通道→压力信号,记录胸内压的变化。

三、呼吸运动信号输入

记录呼吸运动的张力换能器连至系统的 1 通道,目的在于可同步观察胸内压变化与呼吸运动的关系。

四、胸内压信号输入

将胸内套管(或穿刺针头尾端的塑料管)连至压力换能器(换能器腔内不灌充生理盐水),换能器的输入线连生物机能实验系统通道输入端。在穿刺胸膜腔之前,换能器腔经针头与大气相通,此时记录曲线所指的压力高度与大气相等(为 0 mmHg)。沿兔右腋前线的第四、五肋骨之间作一条长约 2 cm 的皮肤切口,用止血钳稍稍分离表层肌肉,将胸内套管的箭头形尖端从肋间插入胸膜腔。如见记录曲线下移,并随呼吸运动而上下移动,即表示已插入胸膜腔内,旋动胸内套管螺旋,将套管固定于胸壁。也可用粗穿刺针头代替胸内套管,操作更为方便,不需切开皮肤,直接将穿刺针头沿肋骨上缘斜插入胸膜腔,看到上述变化后,用胶布将针尾固定于胸部皮肤上,以防止针头移位或脱出。

五、观察项目

(1)平静呼吸时的胸内压:记录平静呼吸运动 2～3 min,对照胸内压曲线,比较吸气时和呼气时的胸内压,读出并记录胸内负压的幅值。

(2)用力呼吸时的胸内压:将连在气管插管一侧的短橡皮管夹闭,另一侧接一根 50 cm长的橡皮管以增大无效腔,使呼吸运动加深加快,观察并记录深呼吸时的胸内压变化的数值。

(3)憋气时的效应:在吸气末和呼气末,分别堵塞或夹闭气管插管,此时动物虽用力呼吸,但不能呼出肺内气体或吸入外界空气,处于憋气的状态。观察并记录此时胸内压变动的最大幅度,尤其注意用力呼气时胸内压是否可高于大气压。

(4)气胸时的胸内压:沿右侧第七肋骨上缘切开皮肤,用止血钳分离肋间肌,造成约1 cm 的伤口,使胸膜腔与大气相通而引起气胸,观察肺组织是否萎陷,胸内压是否仍低于大气压并随呼吸而升降;关闭此创口,用注射器将胸腔内的气体抽出,再观察此时胸内压是否可重新呈现负压。

【实验要求与注意事项】
1. 掌握胸内压的直接测量方法,并记录各项实验的胸内压值,分析其机制。
2. 插胸内套管时,切口不可过大,动作要迅速,以免空气漏入胸膜腔过多。
3. 穿刺针勿插得过猛、过深,以免刺破肺组织和血管,形成气胸和出血过多。
【分析与思考】
1. 平静呼吸时,胸内压为何始终低于大气压?

2. 什么情况下胸内压可以高于大气压？

3. 在胸壁贯穿而形成气胸时,胸内压和肺内压有什么改变? 为什么?

实验项目 17　呼吸运动的调节

【实验任务】

学习记录哺乳动物呼吸运动的方法;观察体液中 O_2、CO_2 和 H^+ 水平变化对呼吸运动的影响;了解肺牵张反射在动物呼吸运动中的作用。

【实验原理】

呼吸运动是呼吸肌舒缩活动完成的节律性运动,该节律性运动在呼吸中枢的控制下保持正常的深度和频率。体内、外多种刺激可通过不同机制作用于呼吸中枢,引起呼吸运动的改变。肺牵张反射参与呼吸节律的调节,其传入纤维在迷走神经中,切断迷走神经将会引起呼吸节律的变化。

【实验对象】

家兔。

【实验材料】

生物机能实验系统,张力换能器,兔手术台,哺乳动物手术器械 1 套,玻璃分针,气管插管,50 cm 长橡皮管 1 条,注射器(20 mL、5 mL 各 1 支),钠石灰瓶 1 只,球胆管 2 支;20%氨基甲酸乙酯,3%乳酸,CO_2 气体,生理盐水等。

【实验方法和步骤】

一、麻醉与固定动物

称量家兔体重,用 20%氨基甲酸乙酯(5 mL/kg 体重)经耳缘静脉缓慢注射麻醉,然后将兔仰卧固定于兔手术台上。

二、手术准备

剪去家兔颈前部的毛,做颈部正中切口,分离气管,插入"Y"形气管插管,用棉线结扎固定。分离出颈部两侧迷走神经,穿线备用。手术完毕后用温生理盐水纱布覆盖创口部位。

三、记录呼吸运动

呼吸运动可通过下述方法进行描记。

(1)膈肌运动记录法:切开胸骨下端剑突部位的皮肤,沿腹白线做一长 3 cm 左右的切口,小心地将剑突表面组织剥离,暴露出剑突与胸骨柄,使剑突完全游离(注意不能剪得过深,以免造成气胸或剪断下面附着的膈肌)。此时可见剑突软骨完全随膈肌舒缩而上下移动。用长线穿过剑突软骨并结扎或用一带线的金属钩挂住软骨,线的另一端连至张力换能器,信号输入生物机能实验系统,以描记呼吸曲线。此种描记方法可以很好地反映呼吸频率、呼吸深度及呼吸的停止状态,缺点是在动物移动或稍有挣扎时,基线变化较大,需要再次调整描记系统。

(2)腹壁运动记录法:这是一种较简便的记录呼吸运动的方法。即用一带线的金属钩直接钩起剑突下方腹壁活动较明显的皮肤,线的另一端连接张力换能器。

四、仪器调试

打开计算机,进入生物机能实验系统操作界面,由菜单条实验项目→呼吸实验→呼吸运动的调节。

五、观察项目

(1)描记正常呼吸曲线:先记录一段正常呼吸曲线,注意曲线的上、下移动与呼气、吸气的关系,并观察呼吸运动的频率、节律和深度。

(2)增加吸入气中 CO_2 的浓度:将装有 CO_2 气体的球胆管口靠近"Y"形气管插管的一侧管开口处,打开球胆管上的夹子,使家兔吸入气中 CO_2 含量增多(气流速度不宜过急,以免影响描记结果),观察呼吸运动的变化。然后夹闭球胆,观察呼吸运动恢复正常的过程。

(3)缺 O_2:将"Y"形气管插管的一侧管通过一只钠石灰瓶与充有一定量空气的球胆管相连,夹闭气管插管的另一侧管,使动物经钠石灰瓶呼吸球胆内的气体。呼吸一段时间后,球胆中的 O_2 明显减少,而呼出的 CO_2 被瓶内的钠石灰吸收,观察缺 O_2 对呼吸运动的影响。效果明显后去除上述条件,使呼吸恢复正常。(也可通过吸入纯氮气而造成缺氧。)

(4)增大无效腔:把 50 cm 长的橡皮管连接在气管插管的一侧,另一侧封闭,使动物通过长管进行呼吸,观察呼吸运动的变化。待呼吸发生明显变化后,去掉橡皮管,使呼吸恢复正常。

(5)增加血液中的 H^+ 浓度:用 5 mL 注射器由耳缘静脉较快地注入 3% 乳酸 2 mL,记录呼吸运动的变化过程。

(6)切断迷走神经:描记一段对照呼吸曲线后,切断一侧迷走神经,观察并记录呼吸运动的变化。再切断另一侧迷走神经,观察呼吸频率和深度又有何变化。

【实验要求与注意事项】

1. 记录各观察项目的曲线时,改变实验条件之前必须有一段平稳的呼吸曲线作为对照。

2. 游离剑突时,切口不宜过大过深,以防形成气胸。

3. 记录呼吸运动的连线应与张力换能器垂直,使牵拉的力量比较集中;拉线不宜过紧或过松,否则会影响曲线的描记。

4. 观察项目(3)、(4)中,因实验条件的改变会使通气阻力有所增加,所以在分析结果时应考虑到这方面的影响。

【分析与思考】

1. 缺 O_2 及 CO_2 增多时对呼吸的影响机制有何不同?

2. 怎样才能观察到缺 O_2 对呼吸中枢的直接抑制作用?

3. 过度通气后呼吸将发生什么变化?为什么?

（麻　智）

第九章 泌尿系统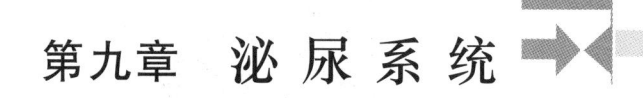

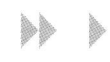

实验项目 18　泌尿系统大体标本观察

【实验任务】

1. 在泌尿系统概观标本上辨认出肾和输尿管道的各个器官的位置与形态。

2. 在肾和膀胱的分离标本上辨认出各个器官的形态和结构。

3. 在腹后壁和盆腔标本上辨认出输尿管和尿道的行程和狭窄部位。

【实验材料】

男、女性泌尿生殖系统概观标本,全肾和肾的剖面结构标本,腹后壁标本,男、女性骨盆腔正中矢状切面标本,膀胱标本。

【实验内容及方法】

一、泌尿系统概观标本观察

在泌尿系统概观标本上,观察泌尿系统的组成和各个器官的位置、形态、各器官之间的连通关系。

二、泌尿系统分离标本观察

(1)全肾和肾剖面结构标本:①在全肾分离标本上观察肾的形态和出入肾门的结构。②在肾剖面标本上,观察肾的剖面结构,辨认肾皮质和肾髓质中的结构特点、肾窦形态及内容物。

(2)腹后壁标本:①观察肾的位置,注意比较左、右肾的位置差异。②观察输尿管的行程和三个狭窄的部位。

(3)膀胱标本:观察膀胱的形态、分部。在膀胱切开的标本上观察膀胱黏膜,寻找输尿管的开口和尿道内口,观察膀胱三角的黏膜特点。

(4)男、女性骨盆腔正中矢状切面标本:①观察男性和女性膀胱的位置及与其他器官的毗邻关系。②观察女性尿道的行程、毗邻、形态特点和尿道外口的位置。

【实验报告】

填一填:

肾的冠状切面

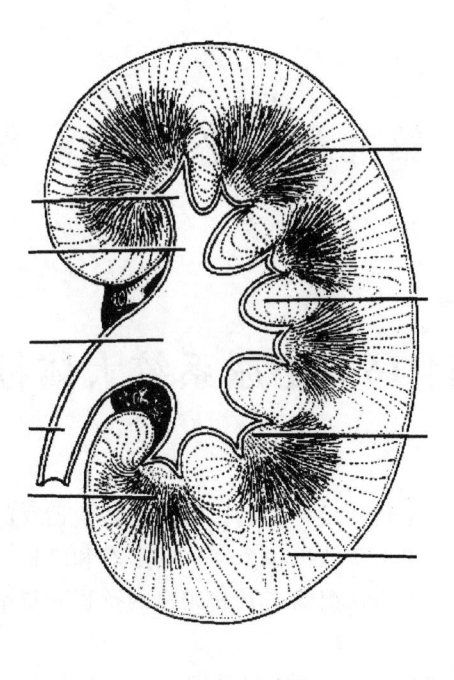

实验项目 19　泌尿系统组织切片观察

【实验任务】

在肾的组织切片上辨认出肾的微细结构。

【实验材料】

肾组织切片。

【实验内容及方法】

肾组织切片

一、低倍镜观察

肾皮质内可见许多红色圆形结构的肾小体断面,其周围密集的管腔是近端小管曲部和远端小管曲部。深面无肾小体的部分是髓质,其内可见肾小管和集合管的纵剖面断面。

二、高倍镜观察

①肾小体呈圆球形,中央的毛细血管球染成红色,管壁难辨认;肾小囊脏层与毛细血管壁紧贴不易分清,壁层为单层扁平上皮,两层间的透明腔隙为肾小囊腔。②近端小管曲部染色较深,管壁较厚,上皮细胞呈锥体形,管腔较小。远端小管曲部染色较浅,管壁较薄,上皮细胞呈立方形。管腔较大。

【实验报告】

填一填：

1. 肾的组织结构

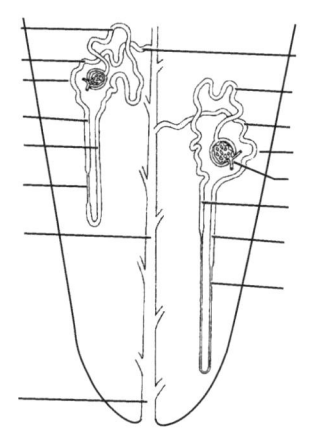

2. 肾小球结构图

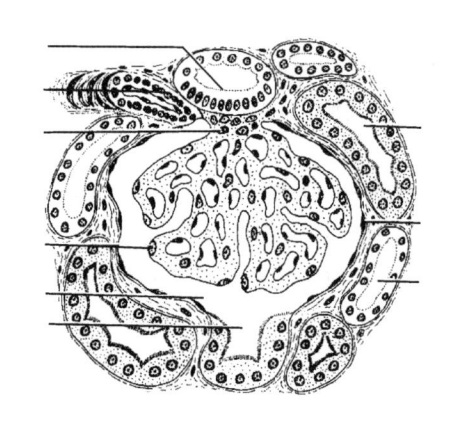

画一画：

肾的组织结构

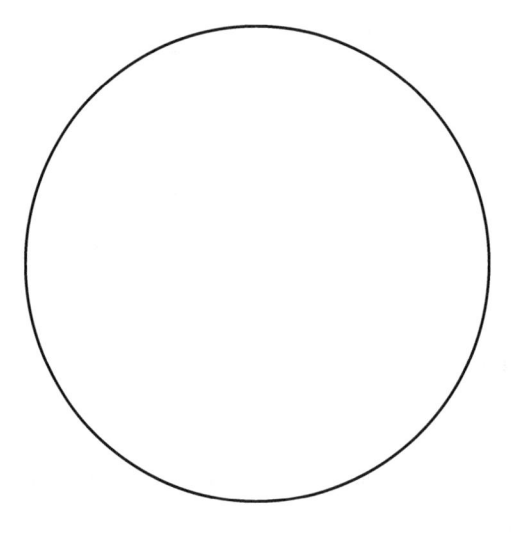

实验项目 20　影响尿生成的因素

导学案例

　　患者,女,60 岁。主诉:多尿、多饮、多食、消瘦,加重 1 个月。辅助检查:空腹血糖,12 mmol/L,尿常规示尿糖(＋＋＋),诊断为糖尿病。

　　请问:1. 尿生成的过程有哪些步骤?

　　　　　2. 糖尿病患者为什么多尿、多饮、消瘦?

【实验任务】

1. 掌握输尿管插管技术,学习尿量的记录和测量方法。

2. 观察神经体液因素(生理盐水、葡萄糖、去甲肾上腺素、呋塞米、垂体后叶素)对尿生成的影响,并分析其作用机制。

【课前准备】

1. 观看"影响尿生成的因素"实验录像。

2. 进行"影响尿生成的因素"实验的虚拟操作。

【实验原理】

尿生成的过程包括:肾小球滤过、肾小管和集合管的重吸收和肾小管和集合管的分泌三个过程,凡是影响尿生成过程的因素均可引起尿量的改变。尿生成的调节包括肾内自身调节、神经调节和体液调节等,实验分别对实验动物施以不同因素,观察尿量及血压的变化。

【实验对象】

家兔。

【实验材料】

一、试剂

20％乌拉坦、生理盐水、20％葡萄糖、1：10000 去甲肾上腺素、垂体后叶素、1％呋塞米、20％甘露醇等。

二、仪器

手术剪、镊子、止血钳、玻璃分针、兔手术台、儿童导尿管及记滴器、动脉插管及压力换能器、气管插管、注射器及针头、生物信号采集处理系统、棉线若干、婴儿秤等。

【实验步骤】

一、动物麻醉及固定

(一) 称重麻醉

称重,建立静脉输液通道,由三通装置注入 20％乌拉坦(5 mL/kg),对家兔实行 20％乌拉坦(5 mL/kg 体重)麻醉。

（二）仰卧固定

待兔麻醉后，将其仰卧，先后固定四肢及兔头在兔手术台上。

二、动物手术及实验准备

1. 颈部手术

（1）剪去颈前部兔毛，正中切开皮肤 5～6 cm。

（2）气管插管：用止血钳纵向分离软组织及颈部肌肉，暴露气管及与气管平行的右血管神经鞘，在暴露的气管上做"T"形切口，插入气管插管，丝线固定。

（3）分离出一侧鞘膜内的颈总动脉，结扎右侧颈总动脉的远心端，动脉夹夹住近心端，用眼科剪剪开一斜形切口，插入动脉插管，丝线固定并连接压力换能器。连接血压传感器。分离另一侧颈总动脉并进行动脉插管为放血备用。

（4）手术完毕后，用温热的生理盐水纱布覆盖腹部创口。

2. 尿道插管　将导尿管插管一侧浸入石蜡油，润滑后经由尿道插入膀胱 4～5 cm，以便引流尿液出来，靠近导尿管头端有一个气囊，向气囊内快速注射 1 mL 气体，使导尿管固定在膀胱内，而不易脱出，导尿管连接尿液记滴器。

3. 调试生物信号采集处理系统，观察并记录正常时家兔的血压和尿量。

4. 影响尿生成的主要因素

（1）快速注射 37 ℃生理盐水 20 mL，记录血压和尿量的变化。

（2）待血压和尿量恢复正常后，快速静脉注射 20% 葡萄糖 5 mL，记录血压和尿量的变化。

（3）待血压和尿量恢复正常后，静脉注射 1∶10000 去甲肾上腺素 0.3 mL，记录血压和尿量的变化。

（4）电刺激右侧迷走神经。待血压和尿量恢复正常后，用保护电极以中等强度和频率的连续脉冲（定时刺激，持续时间 20 s，波宽 5 ms，强度 2.0 V，频率 25 Hz）刺激迷走神经，记录血压和尿量的变化。

（5）待血压和尿量恢复正常后，缓慢静脉注射垂体后叶素 2 U 0.3 mL，记录血压和尿量的变化。

（6）待血压和尿量恢复正常后，从另一侧颈动脉放血 40～50 mL，使血压迅速下降 50 mmHg 左右，观察尿量变化。待现象明显后立即从静脉迅速补充生理盐水 30 mL，观察血压和尿量的变化。

（7）待血压和尿量恢复正常后，静脉注射 1% 呋塞米（呋喃苯胺酸）注射液 1 mL，记录血压和尿量的变化。

（8）待血压和尿量恢复正常后，静脉注射 20% 甘露醇 10 mL，记录血压和尿量的变化。

【注意事项】

1. 麻醉时，注射速度一定要慢。防止因呼吸抑制死亡。

2. 导尿管插管操作轻柔，避免引起尿道黏膜水肿。

3. 因为需多次静脉注射，注意保护耳缘静脉输液针。

4. 为了防止实验过程中血凝影响实验结果，血压传感器中应充满肝素，达到抗凝的作用。

【实验结果】

影响尿生成的因素实验记录见表9-1。

表 9-1　影响尿生成的因素实验记录

实 验 项 目	给药前		给药后		结果分析
	血压/mmHg	尿量/天	血压/mmHg	尿量/天	
生理盐水 20 mL					
20％葡萄糖 5 mL					
去甲肾上腺素 0.3 mL					
电刺激迷走神经					
垂体后叶素 0.3 mL					
放 40 mL 血量					
1％呋塞米(速尿)1 mL					
20％甘露醇 10 mL					

【思考题】

1. 为什么注射生理盐水、葡萄糖会使家兔尿量增多?

2. 为什么注射去甲肾上腺素、垂体后叶素,电刺激迷走神经,会使家兔尿量减少?

（张晓丽　李利生）

第十章　生殖系统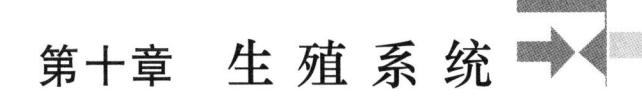

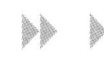

实验项目 21　生殖系统大体标本观察

【实验任务】

1. 在男、女性生殖系统概观标本上辨认出男、女性生殖系统各器官的形态和连通关系。

2. 在男、女性生殖系统分离标本上辨认出各个器官的形态和结构。

3. 在男、女性盆腔正中矢状切面标本上观察到各个器官的位置和毗邻关系。

【实验材料】

男、女性生殖系统概观标本；男、女性生殖系统离体标本，男、女性盆腔正中矢状切面标本。

【实验内容及方法】

一、生殖系统概观标本观察

在男、女性生殖系统概观标本上观察男、女性生殖系统的组成和各个器官的形态和各器官之间的连通关系。

二、生殖系统分离标本观察

(1) 睾丸标本：①在完整睾丸标本上观察睾丸的形态和附睾的形态、位置。②在睾丸剖面标本上观察睾丸的内部结构，辨认精曲小管。

(2) 膀胱、精囊腺、前列腺标本：观察精囊腺和前列腺的形态和与膀胱的位置关系，输精管的末端与精囊腺的连通关系。

(3) 女性内生殖器标本：①观察卵巢的位置、形态；②观察子宫的形态、分部和内腔；③观察输卵管的位置、形态和分部；④观察阴道的形态和与子宫颈的关系。

【实验报告】

填一填：

1. 男性生殖器官

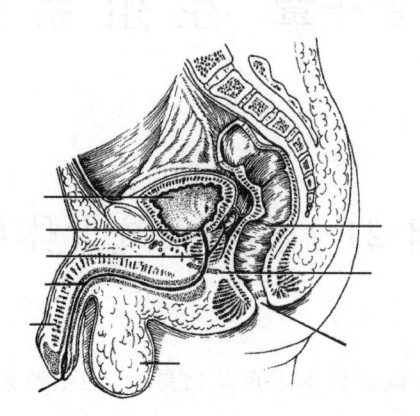

2. 女性内生殖器官

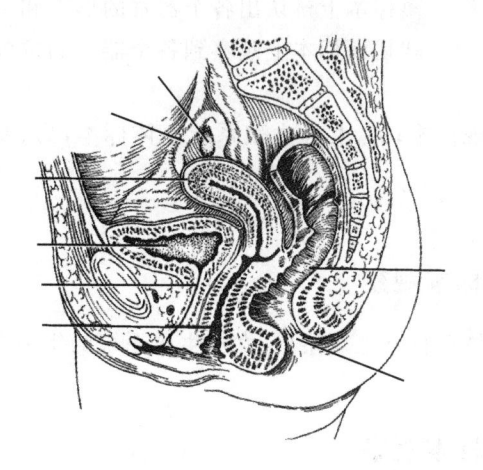

实验项目 22 生殖系统组织切片观察

【实验任务】

在睾丸、卵巢和子宫的组织切片上辨认出各器官的微细结构。

【实验材料】

组织切片：睾丸、卵巢、子宫组织切片。

【实验内容及方法】

一、睾丸组织切片

（1）低倍镜观察：可见睾丸实质内的生精小管及其间的睾丸实质。

（2）高倍镜观察：可见生精小管管壁厚、管腔小，管壁内有许多生精细胞，靠近基膜处体积小的为精原细胞。向管腔内推移细胞体积逐渐增大，为初级和次级精母细胞，再向内体积变小,为精子细胞。在生精小管之间的睾丸间质内,可见许多体积较大,染色较深的睾丸间质细胞。

二、卵巢组织切片

(1)低倍镜观察:可见卵巢皮质位于卵巢的周围部,其内有许多不同发育阶段的卵泡。卵巢髓质位于卵巢中央部,由疏松结缔组织和血管等构成。

(2)高倍镜观察:主要观察卵巢皮质内的各种发育到不同时期的卵泡,可见从原始卵泡、生长卵泡到成熟卵泡,卵泡的体积逐渐增大,卵母细胞的周围出现透明带和放射冠,卵泡细胞的数量逐渐增多,卵泡腔从无到有,逐渐增大。

三、子宫组织切片

(1)低倍镜观察:可见子宫壁较厚,由内向外分为子宫内膜、肌层和外膜层,其中肌层最后,内含大量的平滑肌。

(2)高倍镜观察:主要观察子宫内膜,可见在子宫内膜染色较深,内有许多基质细胞、血管和子宫腺。

【实验报告】

填一填:

1. 睾丸组织切片

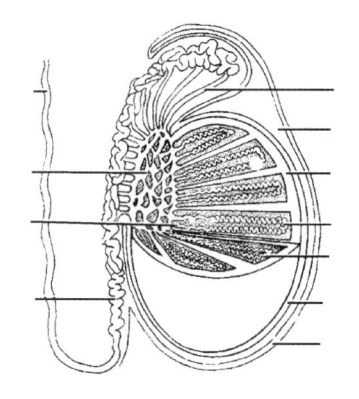

2. 精子发育模式图

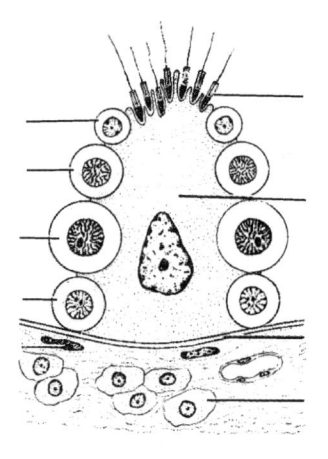

3. 精曲小管模式图

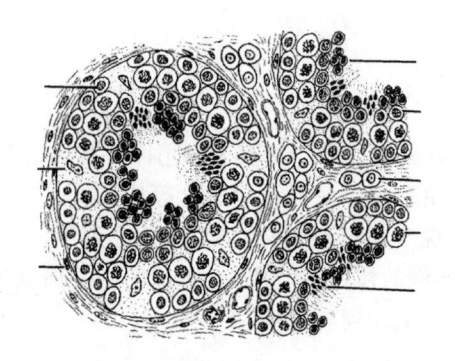

4. 卵巢组织结构图

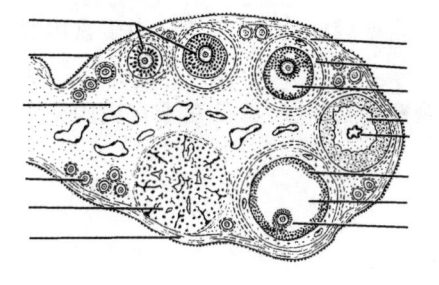

画一画：

卵巢组织结构

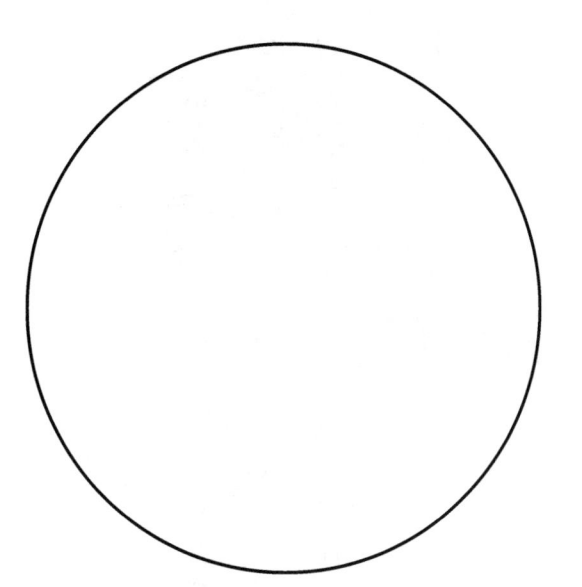

（白　容）

第十一章 脉管系统

实验项目 23 心血管系统大体标本观察

【实验任务】

1. 在心的分离标本上,观察到心的形态、心的血管和心腔的内部结构。

2. 在胸腔器官标本上观察到心的位置、心包的形态和出入心大血管的根部。

3. 在胸、腹、盆腔后壁标本和头颈、四肢的标本上辨认出各部动脉主干的走行、主要分支和各部静脉主干的走行和主要属支。

4. 在胸腹腔器官标本上和脾的分离标本上观察和辨认出胸导管的行程、脾和胸腺的形态与位置。

【实验材料】

1. 心的完整标本和显示心腔结构的标本。

2. 胸腔器官标本,胸、腹、盆腔后壁的标本。

3. 头颈和四肢的标本、脾和胸腺的标本。

【实验内容及方法】

一、脉管系统大体结构标本观察

(一)心的分离标本

(1)完整心脏标本:①观察心的外形,包括:心尖、心底、两个面、三个缘和三条沟。②观察心的血管,包括左、右冠状动脉及其分支,新的静脉、冠状窦。

(2)可显示心腔结构的心脏标本:观察四个心腔的形态,包括出入口、瓣膜和卵圆窝。

(二)胸腔脏器标本

观察心的位置和毗邻、出入心的大血管、心包脏层和壁层、胸腺的位置和形态(儿童)。

(三)胸、腹、盆腔血管标本

(1)胸腔血管标本:观察主动脉弓及其分支、胸主动脉的走行、上腔静脉的合成与走行、奇静脉的走行与回流、胸导管的走行与注入。

(2)腹腔血管标本:①观察腹主动脉的走行和分支,包括单个的分支(腹腔干、肠系膜上动脉和肠系膜下动脉);成对的分支(肾动脉、睾丸动脉)。②下腔静脉走行和属支,包括:肾静脉、肝静脉。③观察脾的位置和脾门与胰尾关系。

(3)盆腔血管标本:①观察左、右髂总动脉及其分支:髂内动脉和髂外动脉。②观察髂内静脉和髂外静脉以及两者合并形成的髂总静脉。

（4）肝门静脉系标本：观察肝门静脉的合成、走行和注入。肝门静脉的属支：肠系膜上静脉、肠系膜下静脉、脾静脉、胃左静脉和附脐静脉等。

（四）头颈部血管标本

（1）头颈部动脉标本：观察颈总动脉、颈内动脉和颈外动脉的走行，颈外动脉的分支：面动脉、颞浅动脉等。锁骨下动脉的位置和椎动脉的起始与行程。

（2）头颈部静脉标本：观察颈内静脉和颈外静脉的走行与注入，面静脉的走行与注入。

（五）上肢的血管标本

（1）上肢的动脉标本：观察上肢各部的动脉走行，包括腋动脉、肱动脉、桡动脉、尺动脉、掌浅弓、掌深弓。

（2）上肢的静脉标本：观察上肢的深静脉和浅静脉。深静脉与同名动脉伴行，浅静脉主要有头静脉、贵要静脉和肘正中静脉。

（六）下肢的血管标本

（1）下肢的动脉标本：观察下肢各部的动脉走行，包括股动脉、腘动脉、胫前动脉、胫后动脉和足底弓。

（2）下肢的静脉标本：观察下肢的深静脉和浅静脉。深静脉与同名动脉伴行，浅静脉主要有大隐静脉和小隐静脉。

【实验报告】

填一填：

1. 心的外形和血管

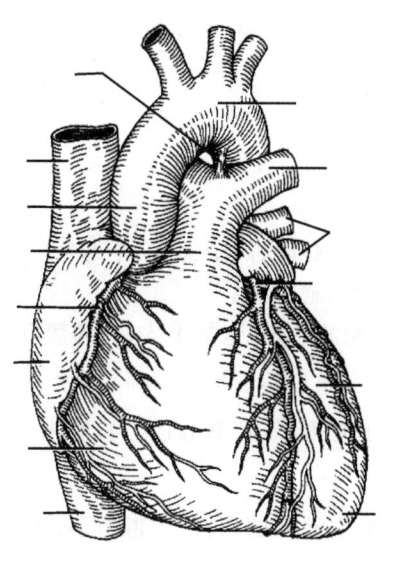
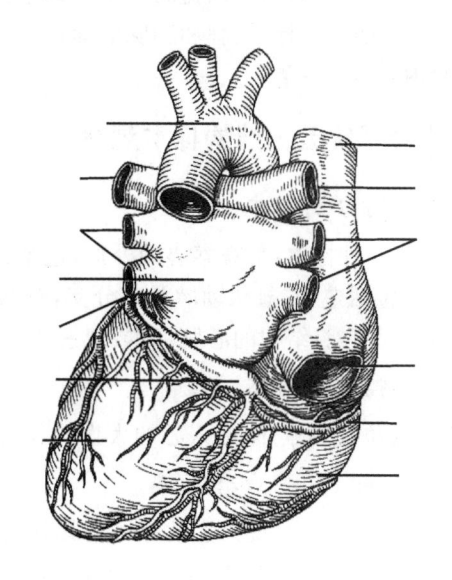

2. 主动脉走行及分部

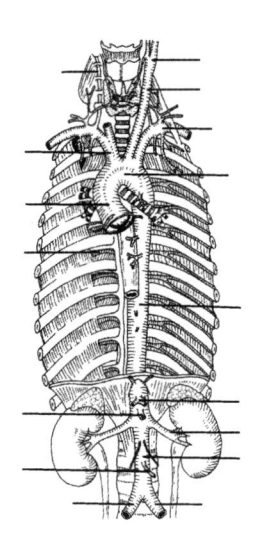

3. 上肢浅静脉

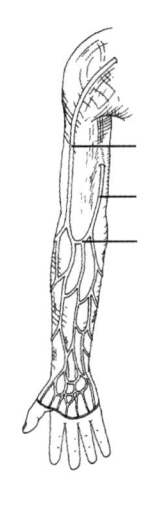

4. 肝门静脉及属支

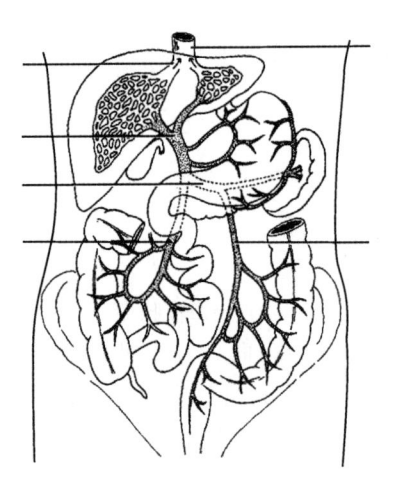

赛一赛：

心脏模型贴签比赛

【比赛目的】

通过在心脏模型上，将代表不同解剖结构的标签粘贴到相应的部位，使学生进一步掌握心脏的形态和心血管的名称与走行，为影像专业学生学习心脏的 X 光投照和心血管造影等操作打下基础。

【比赛方法】

两人为一个小组，以小组为单位，在规定的时间内，按照老师的要求，将代表不同结构的数字标签，粘贴到心脏模型相应的解剖部位上。

【名次确定】

以粘贴位置（图 11-1）的准确，粘贴速度快为原则。教师对学生粘贴后的心脏模型（图 11-2）进行检查、评价、排名次。

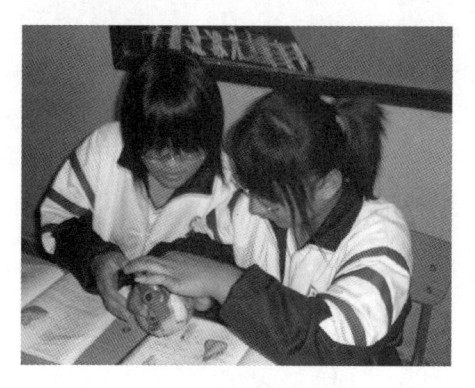

图 11-1　学生正在粘贴标签

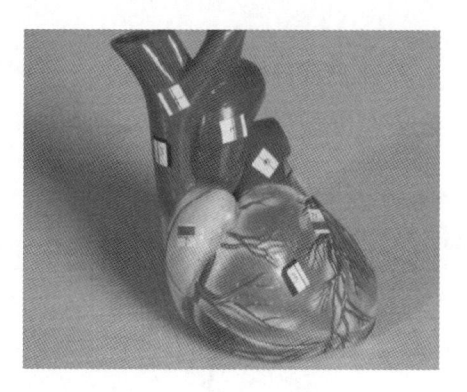

图 11-2　粘贴好的心脏模型

实验项目 24　脉管系统组织切片观察

【实验任务】

在中等动、静脉，淋巴结和脾的组织切片上辨认出各器官的微细结构。

【实验材料】

中等动、静脉，脾和淋巴结的组织切片。

【实验内容及方法】

一、中等动、静脉组织切片

（1）肉眼观察：中动脉壁厚、腔圆而小。中静脉壁薄、腔大而不规则。

（2）低倍镜观察：①中动脉管壁由内向外分内膜、中膜和外膜三层，三层分层明显。内膜很薄，内弹性膜明显，中膜最厚，内含大量的平滑肌，外膜较中膜稍薄，由结缔组织构成。②中静脉内膜、中膜和外膜分界不明显。外膜最厚，中膜很薄，内有少量平滑肌。

二、淋巴结组织切片

低倍镜观察:淋巴结的表层为被膜,淋巴结的实质可见明显分两部分,表层的部分染色较深,为皮质,深层的部分染色较浅,为髓质。

(1)皮质:浅层皮质内可见多个由淋巴细胞密集而成的圆形或椭圆形的淋巴小结,淋巴小结的中央染色较浅,为生发中心。深层皮质为弥散淋巴组织构成的副皮质区。在淋巴小结与被膜之间染色较浅的区域是皮质淋巴窦。

(2)髓质:可见由淋巴细胞聚集形成条索状的髓索,髓索之间染色较浅的部位是髓质淋巴窦。

三、脾组织切片

低倍镜观察:脾的表面为被膜,在脾的实质中可见许多染成蓝紫色的区域,称为白髓,白髓的周围是染成粉红色的区域,称为红髓。①白髓由密集而成的淋巴细胞所构成,又分为淋巴小结和动脉周围淋巴鞘。淋巴小结的中央染色较浅,为生发中心。②红髓由密集淋巴细胞构成的脾索和脾窦构成,脾窦内含大量血细胞。

【实验报告】

画一画:

淋巴结皮质

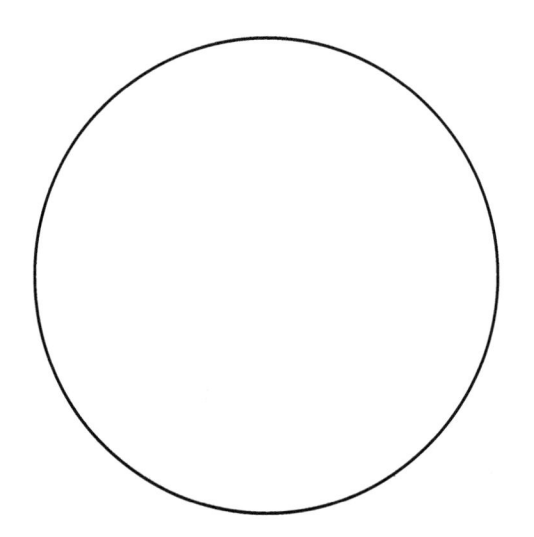

实验项目 25 蟾蜍心起搏点的分析与观察

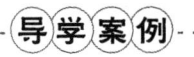

患者,男,48岁,晨间出现胸痛,以心前区为主,呈闷痛,持续性伴有心悸、大汗,含服速效救心丸、硝酸甘油无明显缓解。

查体:心率44次/分,心律不齐、偶有期前收缩。诊断为缓慢性心律失常。

请问:患者的心率为什么会变慢?

【实验任务】

1. 学会蟾蜍心心搏起源分析与收缩曲线观察的实验方法。

2. 观察正常心脏搏动及结扎窦房沟和房室沟对心脏搏动的影响。

【课前准备】

1. 观看实验录像"蟾蜍心起搏点的分析与观察"。

2. 完成"蟾蜍心起搏点的分析与观察"的虚拟仿真实验。

【实验原理】

心脏的特殊传导系统都具有自动节律性,但各部位的自律性高低不同。哺乳动物窦房结的自律性最高,它自动产生兴奋并依次通过心房优势传导通路、房室交界区、房室束、浦肯野氏纤维和心室肌,使整个心脏兴奋,表现出统一的收缩和舒张。由于窦房结是控制整个心脏活动的部位,称为心脏起搏点。其他自律组织受窦房结的控制而不能表现出自动节律性,称为潜在起搏点。当窦房结的兴奋不能下传时,潜在起搏点的自律性就表现出来,使心脏产生异位节律。

蟾蜍属于两栖类动物,其心脏的正常起搏点是静脉窦,它产生的兴奋传到心房、心室而引起收缩。通过改变局部温度和结扎不同部位,可观察蟾蜍心的正常起搏点和心脏不同部位自律性的高低。

【实验对象】

蟾蜍。

【实验材料】

蛙类手术器械、蛙板、蛙心夹、小试管、滴管、丝线、任氏液等。

【实验步骤】

一、标本的制作

(1) 取蟾蜍一只,沿头部正中至颈部的凹陷即枕骨大孔处,将探针垂直刺入 1～2 mm,先将针转向头部,进入颅腔内并向各方向搅动,破坏脑组织;再将针头退出颅腔,转向下刺入椎管内,反复提插转动破坏脊髓,直到四肢完全松弛,再取出探针。

将蟾蜍移至蛙板上,用蛙钉固定四肢。用剪刀剪开胸骨表面的皮肤,再沿中线剪开胸骨,即可见到心包包裹着的心脏。

(2) 仔细剪开心包,暴露心脏。用蛙心夹在心室的舒张期夹住少许心尖,轻轻提起蛙心夹,将心脏倒置吊起。

二、实验观察

(1) 先参照图 11-3,识别蟾蜍的心房、心室和静脉窦,仔细观察它们的跳动顺序,再计数它们各自在单位时间内的跳动次数。

(2) 先用盛有 100 ℃左右热水的小试管接触心房、心室和静脉窦;再用冰水接触心房、心室和静脉窦。分别记录各部位心跳的次数有何变化。

三、结扎

用丝线结扎心房与心室之间的房室沟,观察和记录心房、心室、静脉窦的搏动变化,如一

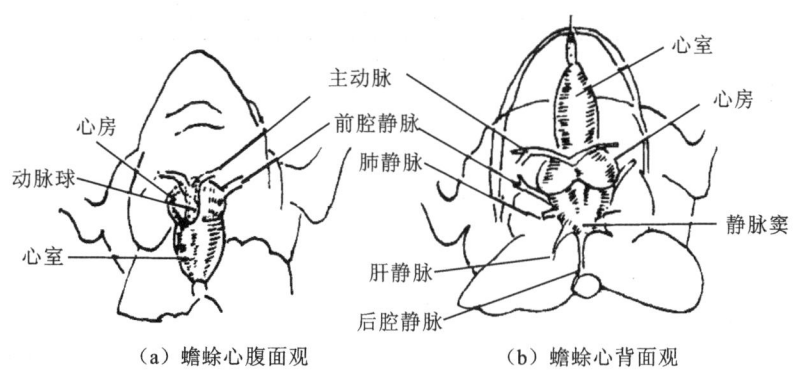

（a）蟾蜍心腹面观　　　　（b）蟾蜍心背面观

图 11-3　蟾蜍心结构示意图

段时间后心室尚未恢复跳动,可用刺蛙针刺激一下心室,观察有何变化。

四、分离

用玻璃针分离找到静脉窦和心房交界的窦房沟,并进行结扎,以阻断静脉窦和心房之间的传导,观察心脏搏动是否停止,静脉窦、心房、心室是否仍在跳动,有何变化。

五、记录

在静脉窦与大血管分界处结扎(图 11-4),观察静脉窦是否还在跳动,并记录跳动次数。

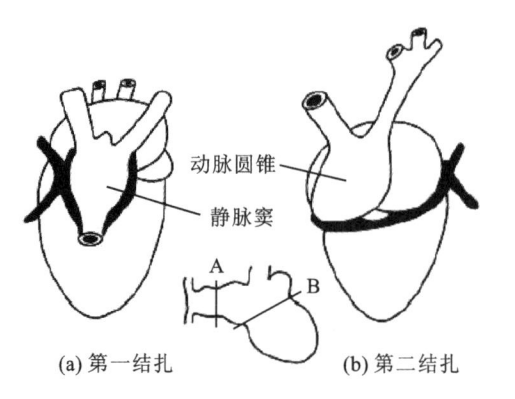

（a）第一结扎　　　　（b）第二结扎

图 11-4　斯氏结扎部位

【注意事项】

1. 剪开胸骨时暴露范围不宜太大,尽量减少动物出血。
2. 剪开心包时要避免剪破心房和静脉窦。
3. 结扎静脉窦时尽量靠近心房端,确保心房端无静脉窦组织残留。
4. 结扎时注意力度和准确度。

【实验观察指标与分析】

蟾蜍心起搏点的分析与观察见表 11-1。

表 11-1　蟾蜍心起搏点的分析与观察实验记录

实验步骤		心跳频率/(次/分)			结 果 分 析
		V 窦	心房	心室	
正常对照					
热水	刺激心房				
	刺激心室				
	刺激静脉窦				
冰水	刺激心房				
	刺激心室				
	刺激静脉窦				
结扎窦房沟					

【思考题】

1. 实验说明心的兴奋传播途径是怎样的?

2. 心传导系统的自律性是怎样产生的?

实验项目 26　不同因素对离体蟾蜍心活动的影响

导学案例

心脏离体旅行 9 h

8:30 从捐赠者体内取出心脏,但运送心脏的飞机因故一时不能起飞到京,这颗心脏在体外放了 9 h 才成功植入患者体内。3 月 29 日,我国首例心脏离体时间最长的移植手术在北京海军总医院取得成功。

请问:离体心脏为何能进行移植手术? 离体心脏受哪些因素影响?

【实验任务】

1. 学会生理学急性离体实验的方法。

2. 学会破坏蟾蜍的脑、脊髓。

3. 观察 Na^+、K^+、Ca^{2+} 等及肾上腺素、乙酰胆碱等因素对心脏活动的影响。

【课前准备】

1. 观看实验录像"离体蟾蜍心灌流"的实验步骤。

2. 完成"离体蟾蜍心灌流"的虚拟实验。

【实验原理】

1. 心脏的正常节律性活动需要一个适宜的内环境,内环境的变化直接影响着心脏的正常活动。实验在蟾蜍心的灌流液内人为地加入一些物质而改变心脏活动的内环境,观察心脏活动有何变化。

2. 心肌细胞分类

快反应细胞:心房肌、心室肌、浦肯野细胞,主要由快钠通道被激活,Na 快速内流引发动作电位,去极速度快。

慢反应细胞:窦房结细胞、房室交界区细胞,主要由慢钙通道被激活,Ca 内流引发动作电位,去极速度慢。

【实验对象】

蟾蜍。

【实验材料】

蛙类手术器械、蛙板、丝线、任氏液、蛙心夹、铁支架、张力换能器、生物信号采集处理系统,长胶头滴管、5% NaCl 溶液、2% $CaCl_2$ 溶液,1% KCl 溶液、1∶10000 肾上腺素溶液、1∶100000 乙酰胆碱溶液、烧杯等。

【实验步骤】

一、离体心脏的制备

(1) 取 1 只蟾蜍,破坏脑和脊髓,仰卧固定于蛙板上,用外科剪由剑突处向两锁骨肩峰端呈三角形剪开皮肤,用粗剪刀剪开胸壁,用镊子提起心包膜,用眼科剪将其剪开,暴露心脏。

（2）在两个主动脉干下各穿两根细线（一根用来结扎静脉，另一根用来结扎蛙心插管和主动脉），并将其中一根打一活结备用。

（3）将心脏上翻，辨认心房、静脉窦、静脉，然后结扎静脉。

（4）用左手提起结扎线，右手用眼科剪在左侧主动脉距分叉部 2～3 mm 处剪一"V"形口。将盛有少量任氏液的蛙心套管，从"V"形口插入动脉球底部，然后撤套管，再将蛙心管尖端转向蟾蜍的背侧及左下方，于心缩期插入心室内（图 11-5）。插管如已进入心室，则可见管中液面随着心搏而升降，此时即可将预置线的活结扎紧，并固定于插管壁的小钩上。

（5）小心提起套管和心脏，剪断主动脉左右分支；将心脏连同静脉窦一起剪下。

（6）吸去管内的血液，并用任氏液反复冲洗心室内的余血，以防血液凝固而影响实验的进行。用连有细线的蛙心夹在心舒期夹住心尖部。

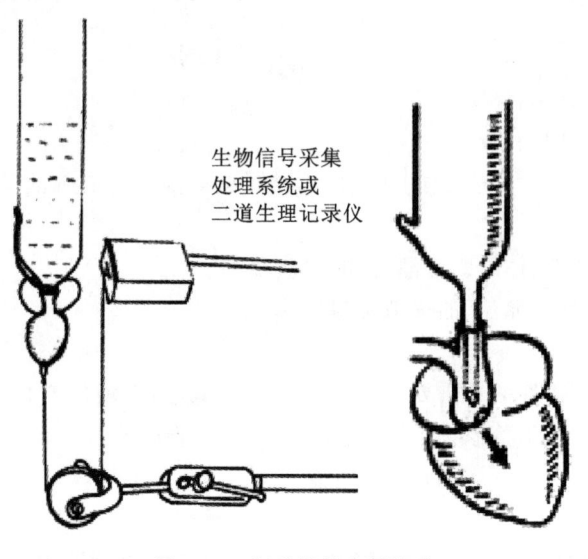

生物信号采集处理系统或二道生理记录仪

图 11-5　斯氏蟾蜍心插管法

二、仪器及标本的连接

打开计算机，启动生物信号采集处理系统（图 11-6）。使用生物信号采集处理系统进行实验，将张力换能器的输出插头插入该系统；电极的插头插入该系统的刺激输出插孔。打开计算机，启动生物信号采集处理系统，进入"离体蟾蜍心灌流"实验菜单。弹出"设置实验参数"对话框，选择单击"经典实验"或"现代实验"按钮，开始实验。

三、加药及记录心搏曲线

（1）向套管内加 2～6 滴 5％NaCl 溶液，加液时做标记。出现变化时，立即吸出套管中灌流液（做好冲洗标记），用新鲜任氏液清洗 2～3 次，待心搏恢复正常。

（2）向套管内加入 1 滴 2％$CaCl_2$溶液，观察心搏曲线的变化（方法同上）。

（3）向套管中加入 1～2 滴 1％KCl 溶液，观察心搏曲线的变化（方法同上）。

（4）向套管中加入 1～2 滴 1：10000 肾上腺素溶液，观察心搏曲线变化（方法同上）。

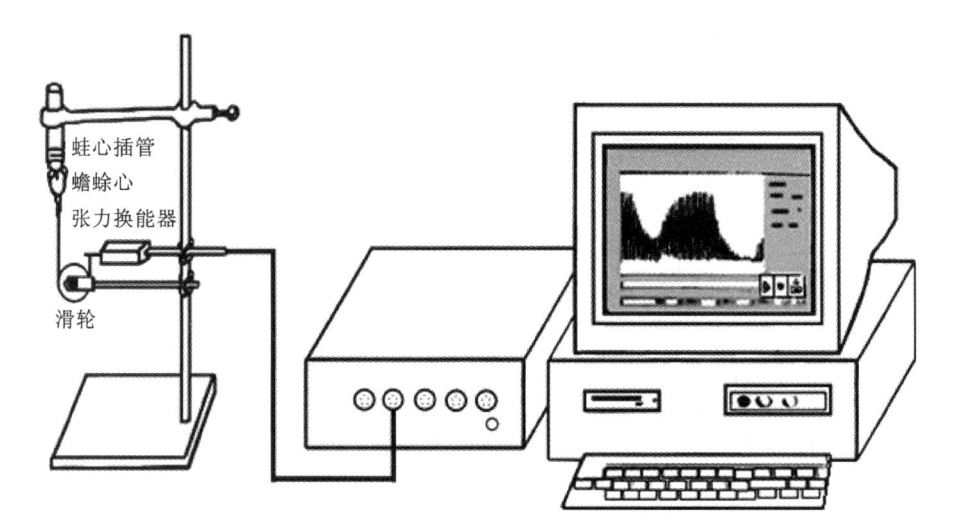

蛙心插管
蟾蜍心
张力换能器

滑轮

图 11-6 蛙心灌流仪器连接方法

（5）向套管中加入 1～2 滴 1∶100000 乙酰胆碱溶液,观察心搏曲线变化（方法同上）。

【注意事项】

1. 向套管中加入药物之前,套管中应保留少量的任氏液。

2. 吸去的药液和清洗的任氏液应滴入废液缸,切记不能污染新鲜的任氏液和其他药液。

3. 蛙心夹在心舒期夹住心尖部,蛙心套管于心缩期插入心室内。

【观察指标与分析】

1. 绘制"离体蟾蜍心灌流及其影响因素"曲线,并标注 Na^+、K^+、Ca^{2+}、肾上腺素、乙酰胆碱等。

2. 观察指标与分析

不同因素对离体蟾蜍心活动的影响实验记录见表 11-2。

表 11-2 不同因素对离体蟾蜍心活动的影响实验记录

项 目	心率/（次/分）	心收缩力（强弱）
滴加任氏液		
5％NaCl		
2％$CaCl_2$		
1％KCl		
0.01％肾上腺素		
乙酰胆碱溶液		

【思考题】

1. 实验说明心肌有哪些生理特性?

2. 各种离子和药物对心搏有何影响？为什么？

实验项目 27　肠系膜微循环的观察

【实验任务】

通过观察蟾蜍肠系膜中不同血管内的血流状况,了解微循环各组成部分的结构和血流的特点。

【实验原理】

微循环是指微动脉经毛细血管网到微静脉之间的血液循环,是血液与组织液直接进行物质交换的场所。微循环由微动脉、后微动脉、毛细血管前括约肌、真毛细血管网、通血毛细血管、动-静脉吻合支和微静脉等 7 部分组成(图 11-7)。

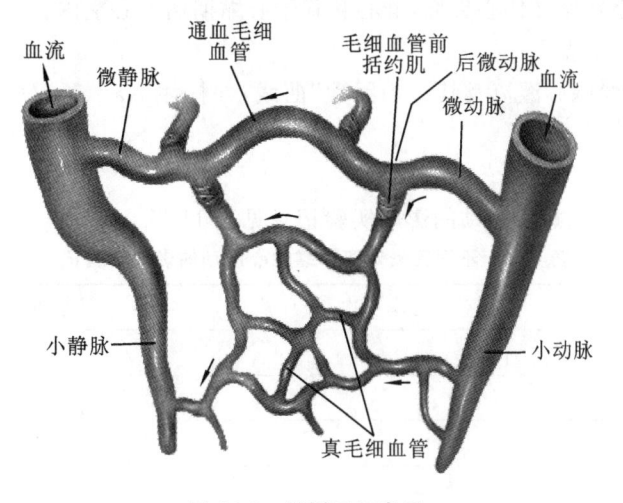

图 11-7　微循环示意图

在组织较薄的部位,借助于显微镜很容易观察到其中血液的流动情况:小动脉、微动脉管壁厚,内径小,血流速度快,有轴流现象(血细胞在血管中央流动),血流方向是从主干向分支流动;小静脉、微静脉管壁薄,内径大,血流速度慢,无轴流现象,血流方向是从分支向主干汇合;毛细血管因受管径限制,仅允许血细胞单个通过,故在显微镜下能清晰地看到血细胞流动的情况。

【实验对象】

蟾蜍。

【实验材料】

蛙类手术器械一套、蛙板、玻璃板、橡皮泥、大头针、显微镜、1 mL 注射器、滴管、任氏液、0.01％肾上腺素等。

【实验方法和步骤】

1. 破坏蛙脑和脊髓后将蛙固定在蛙板上。

2. 手术准备：从腹部侧面剖开皮肤，尽量避开血管，用小镊子夹住肠管，轻轻拉出小肠，将肠系膜用大头针将肠管固定在玻璃板上，尽量避免伤及小血管。

3. 观察项目

（1）低倍显微镜下，分辨小动脉、小静脉和毛细血管，观察血流的方向和特征（图 11-8）。

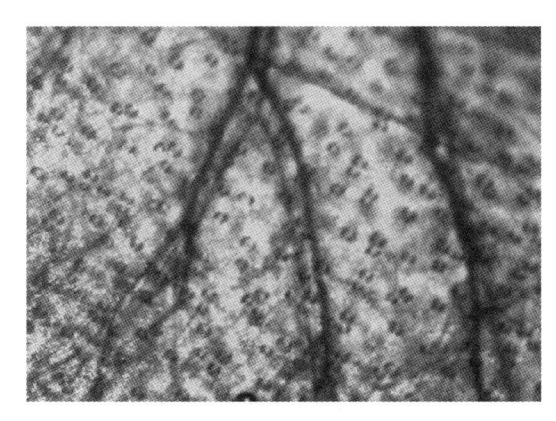

图 11-8　微循环血流图

（2）给肠系膜血管以轻微机械刺激，观察该处血管口径及血流速度的变化。

（3）滴 1 滴 0.01％肾上腺素于肠系膜血管上，观察血管口径及血流速度变化。

【实验要求和注意事项】

1. 掌握小动脉、小静脉和毛细血管内的血流特点。

2. 手术过程中应尽量避免出血。

3. 用大头针固定时，不能将肠系膜绷得太紧，以免损伤肠系膜或妨碍血流。

4. 为防止肠系膜干燥，应经常滴加任氏液保持湿润。

【实验分析与思考】

1. 微循环是由哪些部分组成的？主要微循环通路有哪些？

2. 给肠系膜血管轻微机械刺激和滴 0.01% 肾上腺素于肠系膜血管后的血流方式有何改变？

实验项目 28   心血管活动的神经体液调节

导学案例

　　患者，男，20岁，在体育课上参加 1500 m 测试，测试完毕后，测量血压为 150/86 mmHg，心率加快，达到 180 次/分，表现为呼吸急促，出汗多。休息 10 min 后，再测血压时，为 110/80 mmHg，心率 90 次/分，呼吸平稳。

　　请问：1. 运动前后血压和心率为什么会出现较大的波动？

　　　　　2. 机体是如何完成这一生理变化的？

【实验任务】

1. 学会动脉插管技术。

2. 学会气管切开技术。

3. 掌握神经及体液因素在心血管活动调节中的作用。

【课前准备】

1. 观看"心血管活动的神经体液调节"实验录像。

2. 进行"心血管活动的神经体液调节"虚拟实验。

【实验原理】

调节心血管活动的神经主要是交感神经和迷走神经。心交感神经释放去甲肾上腺素（NE），引起心肌收缩力增强、窦房节自律性增加、房室传导加快。而心迷走神经释放乙酰胆碱（Ach），对心脏的活动起抑制作用。交感缩血管神经释放 NE，使皮肤、肾脏及消化道的血管平滑肌收缩，全身血流阻力增加。

心血管活动还受体液因素的调节，主要是肾上腺髓质分泌的肾上腺素（E）和 NE，它们调节心血管的作用既有相同点，又有不同点。NE 主要使心肌收缩力增强，收缩压升高；对 β_2 受体无兴奋作用。而 E 静脉注射后心肌收缩力增强，心率增快，部分外周血管收缩（如皮肤及内脏血管），部分血管舒张（如骨骼肌血管），全身血流阻力变化不大。

在生理状态下，哺乳动物血压的相对稳定主要依赖于压力感受器反射。血压的变化刺激颈动脉窦、主动脉弓压力感受器,感觉冲动分别沿窦神经、主动脉神经(对于兔,主动脉神经自成一束,称为减压神经)传向延髓的心血管中枢,通过调整心交感中枢、心迷走中枢和交感缩血管中枢的紧张性,从而改变各自传出神经的传出冲动频率,调节心血管的活动,使血压相对稳定。

本实验用动脉血压为心血管活动的指标,采用直接电刺激反射弧中的传入、传出神经及静脉注射 E、NE、Ach 的方法观察神经及体液因素在心血管活动调节中的作用。

【实验对象】

家兔。

【实验材料】

哺乳动物实验手术器械、保护电极、压力换能器、动脉插管、生物信号采集处理系统、20%氨基甲酸乙酯溶液、0.5%～1%肝素生理盐水、1∶10000 去甲肾上腺素溶液、1∶10000 肾上腺素溶液、1∶10000 乙酰胆碱溶液、生理盐水等。

【实验步骤和观察项目】

一、实验仪器连接

将压力换能器与动脉插管相连,经三通开关向压力换能器压力腔内和动脉插管内注满肝素生理盐水,务必驱尽管道内的空气,然后关上三通开关备用。

二、手术

(一)麻醉与固定

动物固定后,用 20%氨基甲酸乙酯溶液(5 mL/kg)自耳缘静脉麻醉后,将动物仰卧位固定在手术台上。

(二)分离颈部血管和神经

颈部剪毛,做长 5～7 cm 的正中切口,分离皮下组织和浅层肌肉,暴露气管,在甲状软骨下约 1 cm 做倒"T"形切口,插入气管插管。将切口边缘的皮肤及其下方的肌肉向外侧拉开,可见在气管两侧纵行的颈总动脉鞘,鞘内走行有颈总动脉、迷走神经、交感神经和减压神经。仔细辨认三条神经,迷走神经最粗,交感神经次之,减压神经最细且常与交感神经紧贴在一起。用玻璃分针依次分离右侧减压神经、迷走神经和颈总动脉,并穿不同颜色的线备用。

(三)动脉插管

分离左侧颈总动脉,尽量向远心端分离并将血管壁上的结缔组织剥离干净。远心端与近心端各穿一根丝线,将远心端结扎,近心端用动脉夹夹闭。在结扎处的近心端剪一斜口,向心脏方向插入已注满肝素生理盐水的动脉插管。用已穿好的线结扎颈总动脉及其内的动脉插管,然后在结扎线的上方打结固定,以防插管滑脱,保持动脉插管与动脉在同一直线上,然后用胶布将动脉插管固定在手术台上。放开动脉夹便可记录动脉血压。

三、仪器连接及应用

1. 颈动脉血压测量记录装置。将压力换能器固定于铁支柱上,其位置应与心脏在同一平面。

2. 压力换能器输出线接生物信号采集处理系统第一通道。

3. 生物信号采集处理系统参数设置：点击"实验"菜单，选择"循环"或"自定义实验项目"菜单中的"家兔动脉血压调节"。系统进入该实验信号记录状态。

四、观察项目

（一）观察正常血压曲线

动脉血压随心室的收缩和舒张而变化构成血压曲线一级波，心室收缩时血压升高，在快速射血期血压达最高，在心室舒张期血压下降。血压还随呼吸运动而变化，吸气时血压先降低后升高，呼气时相反，血压随呼吸运动变化构成二级波。

（二）牵拉颈总动脉

手持左侧颈总动脉远心端的结扎线，向心脏方向轻轻拉紧，然后做有节律的牵拉（每秒 2～5 次，持续 5～10 s），观察血压的变化。

（三）夹闭颈总动脉

用动脉夹夹闭右侧颈总动脉 5～10 s，观察血压变化。

（四）刺激减压神经

先用保护电极刺激完整的右侧减压神经，观察血压和心率出现变化后，再在神经中段做双重结扎，在两结扎线之间剪断神经，以同样的刺激参数分别刺激其中枢端和外周端，观察血压和心率有何变化。

（五）结扎并剪断右侧迷走神经

刺激其外周端，观察血压与心率的变化。

（六）注射乙酰胆碱溶液

由耳缘静脉缓缓注射 1∶10000 乙酰胆碱溶液 0.2～0.3 mL，观察血压与心率的变化。

（七）注射肾上腺素溶液

由耳缘静脉缓缓注射 1∶10000 肾上腺素溶液 0.2 mL/kg，观察血压与心率的变化。

（八）注射去甲肾上腺素溶液

由耳缘静脉缓缓注射 1∶10000 去甲肾上腺素溶液 0.2 mL/kg，观察血压与心率的变化。

【注意事项】

1. 麻醉时，耳缘静脉穿刺要从其远端开始，注意速度缓慢，并密切观察动物呼吸情况。

2. 分离血管和神经时，动作要轻柔。在找到颈总动脉鞘内所有的血管和神经后再用玻璃分针分离，分离神经时应根据需要从细到粗依次进行。

3. 在整个实验中经常注意动物状况及动脉插管处的情况，发现漏血或导管内被凝血块阻塞时，应及时处理。

4. 每个实验项目结束后，应在血压和心率基本恢复并稳定时再进行下一项。

5. 每项实验都应有前后对照。

6. 同学之间应合理分工、相互协作、密切配合，使实验顺利进行。

【实验结果】

各种因素对心血管活动的影响比较见表 11-3。

表 11-3 各种因素对心血管活动的影响比较

实验项目	血压	心率	结果分析
正常血压			
牵拉颈总动脉			
夹闭颈总动脉			
刺激减压神经			
剪断右侧迷走神经			
注射乙酰胆碱溶液			
注射肾上腺素溶液			
注射去甲肾上腺素溶液			

【讨论题】

1. 在减压反射活动中,减压神经与迷走神经的作用有何不同?
2. 刺激完整的减压神经,如果血压不出现变化,可能的原因是什么?

实验项目 29 人体心音听取

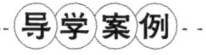

导学案例

  以前医生是用耳朵直接贴在患者胸部来听诊心、肺功能活动。一次意大利的名医雷纳给一位贵族妇人看病,患者的身份不允许雷纳用耳朵直接听诊,于是雷纳随手取了一张厚纸卷成圆筒并用线扎紧,他将纸筒的一端放在患者的胸部,另一端贴紧自己的耳朵,顿时他听到了清晰而响亮的心脏跳动的声音。这个纸筒就是世界上第一只听诊器。在长期的临床实践中,不断地对听诊器加以改进,逐步用便于携带、传音效果好的乳胶管代替木筒,并由单筒发展成双管,胸件又发展为膜形和钟形两种,以适应临床听诊的需要。

【实验任务】

初步掌握心音听诊的方法,了解正常心音的特点及产生原因。

【实验原理】

  心音主要是由于心瓣膜关闭和心肌收缩等引起的各种振动所产生的,用听诊器在胸壁上的任何部位均可听到。主要听诊部位如图 11-9 所示。

【确定听诊部位】

听诊部位见表 11-4。

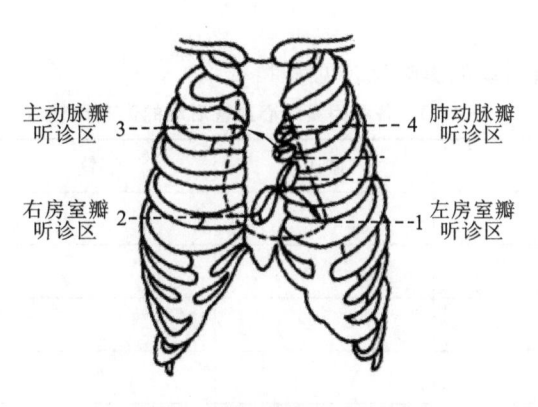

图 11-9　心脏瓣膜的体表投影

表 11-4　听诊部位

心瓣膜	听诊部位
二尖瓣	左第五肋间锁骨中线内侧 1～2 cm 处
三尖瓣	胸骨右缘第四肋间或胸骨剑突下
主动脉瓣	胸骨右缘第二肋间
肺动脉瓣	胸骨左缘第二肋间

【实验对象】

正常人。

【实验材料】

听诊器等。

【实验结果及分析】

第一心音和第二心音比较见表 11-5。

表 11-5　第一心音和第二心音比较

心音	第一心音	第二心音
特点		
标志意义		
原因		

【注意事项】

1. 听诊器耳器的弯曲方向应与外耳道一致。

2. 听诊器胸件不能在体壁滑动,胶皮管不可交叉扭曲,以免摩擦干扰。

3. 如呼吸音影响心音时,可令受检者屏气。

实验项目 30　人体动脉血压测量

【实验任务】

熟悉血压计的主要结构,初步学会间接测量人体动脉血压的方法,能准确测量人体肱动脉的收缩压和舒张压。

【实验原理】

测量人体动脉血压最常用的方法是间接测量上臂肱动脉的血压。即用血压计的袖带在肱动脉外加压,根据血管音的变化来测量血压。通常血液在血管内连续流动时没有声音。将空气打入缠绕于上臂的袖带内,使其压力超过收缩压时,便可完全阻断肱动脉内的血流。此时,用听诊器在其远端听不见声音,如缓慢放气以逐渐降低袖带内压力,当外加压力稍低于肱动脉的收缩压而高于舒张压时,血液可断续流过被压血管,形成涡流而发出声音,所听见的第一声的检测量值作为收缩压。继续放气,当袖带内压力刚低于舒张压时,血管内的血流由断续变为连续,声音突然由强变弱或消失,此时的外加压力作为舒张压值。

【实验对象】

正常人。

【实验方法和步骤】

一、检查血压计

血压计由检压计、袖带和气球三部分组成。检压计为标有刻度的玻璃管,上端与大气相通,下端与水银槽相通。袖带是长方形橡皮袋,外包一布袋,借助两根橡皮管分别与检压计的水银槽和气球相连。气球是一个带有螺丝帽的球状橡皮囊,供充气和放气用。测量前应检查血压计是否完好,水银是否充足,气球是否漏气等。

二、作测量准备

受检者脱去臂部衣袖,静坐 5 min;受检者前臂平放在桌上,掌心向上,使上臂与心脏处于同一水平。将血压计袖带松紧适宜地缠于上臂,袖带下缘在肘关节上 2 cm 处。在肘窝内侧肱动脉搏动处,放置听诊器头(图 11-10)。

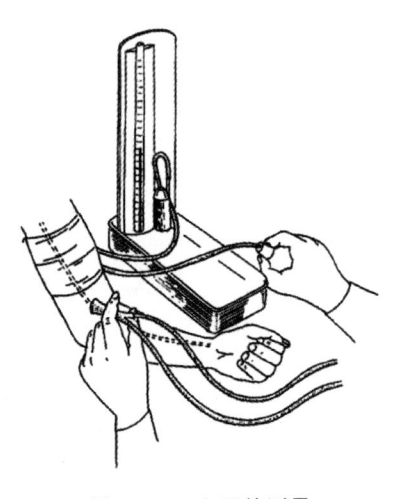

图 11-10 血压的测量

三、测量收缩压

用橡皮气球向袖带内打气加压,先使血压计上升到 24 kPa 左右。随即稍松开橡皮气球

螺帽,缓慢放气以降低袖带内压。在水银柱缓缓下降的同时仔细听诊,当突然听到"崩"样的第一声时,血压计上水银柱的刻度即代表收缩压。

四、测量舒张压

继续缓慢放气,这时"崩"样声音先由低而高,然后由高突然变低,随后则完全消失。在声音由强突然变弱或是突然消失的这一瞬间,血压计上水银柱的刻度即代表舒张压。血压记录常以"收缩压/舒张压"表示。

五、测动脉血压值

测量运动后即刻、5 min、10 min 动脉血压值。

【注意事项】

1. 保持室内安静,轻拿轻放实验用品,以利于听诊。

2. 压脉带应平整、松紧适宜地缠绕于上臂中部,其下缘距肘窝 2 cm。

3. 听诊器胸件放在肱动脉搏动处,不可用力按压动脉,更不能压在压脉缚带底下。

4. 动脉血压通常连续监测 2～3 次。

5. 重复测量时,必须将压脉带内的空气放尽后,再重新充气加压。

6. 发现血压超出正常范围时,应让被试者休息 10 min 后复测。

【实验记录】

人体动脉血压测量实验记录见表 11-6。

表 11-6 人体动脉血压测量实验记录

实验项目	血压/mmHg	脉搏/(次/分)
安静时		
剧烈运动 10 min		
休息 15 min		

【讨论】

1. 何谓收缩压和舒张压？比较全班男生、女生动脉血压正常值。

2. 比较运动前、后即刻、5 min、10 min 动脉血压值。

实验项目 31 人体心电图描记

导学案例

患者,男,62 岁。近期出现心慌、气短、胸闷和呼吸困难等症状,昨夜睡梦中憋醒,端坐呼吸,家人及时送医院就诊,医嘱为心电图检查。

请问:1. 心电图描记,肢体导联和胸导联应怎样连接?

2. 通过心电图检查可对心功能的哪些方面进行判断?

【实验任务】

1. 初步掌握人体心电图描记和测量方法。

2. 初步掌握人体心电图机的使用方法。

3. 了解正常人体心电图三个波形及两个间期的生理意义。

【实验原理】

人体是个容积导体,心脏兴奋时产生的生物电变化,通过心脏周围容积导体传导到体表。如在体表按一定的引导方法,可将心脏电位变化记录下来,即心电图。心电图反映了心脏兴奋的产生、传播及恢复过程中的规律性的生物电位变化。由于引导电极位置和导联方式不同,心电图的波形可有所不同,但一般都有 P、QRS 和 T 三个波及 P-R、Q-T 两个间期。P 波代表心房去极化过程;QRS 波群反映了心室去极化过程;T 波则表示心室复极化过程。P-R 间期为心房兴奋传导至心室兴奋所需要的时间;Q-T 间期表示心室开始去极化到完成复极,恢复到静息电位所需要的时间(图 11-11)。

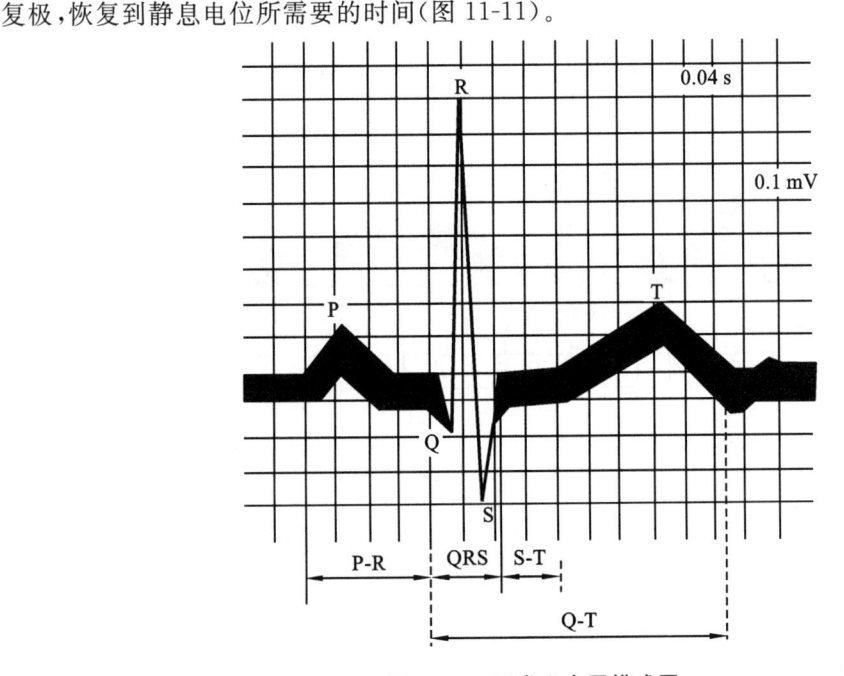

图 11-11 正常心电图模式图

【实验对象】

正常人。

【实验材料】

BL-420 型生物机能实验系统、生理盐水等。

【实验内容】

一、描记前准备

（1）连接好电源线、地线和导联线，接通电源并预热。

（2）受试者皮肤准备及安放标准肢体导联和胸导联电极。

（3）校正输入信号电压放大倍数和调零。

二、心电图描记

先后描记标准导联Ⅰ、Ⅱ、Ⅲ、aVR、aVL、aVF 及胸导联 $V_{1\sim6}$。

三、心电图分析

（1）辨认出导联的 P 波、QRS 波群、T 波及 P-R 与 Q-T 间期。

（2）测量三个波或波群的电压及两个间期的时程。

（3）根据 R-R 间期测定心率。

【实验结果分析】

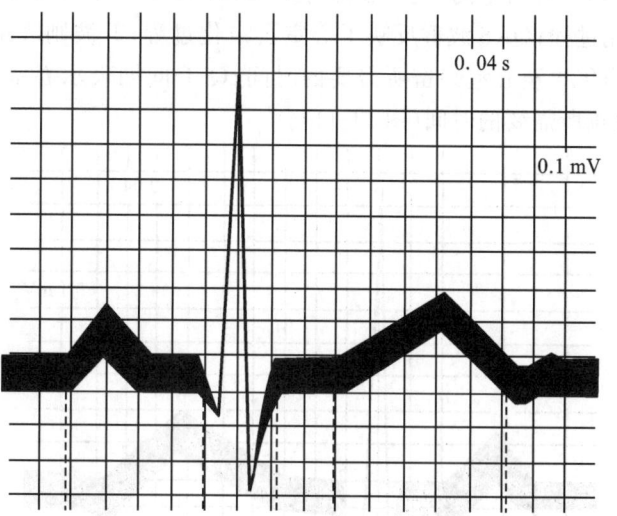

在图上辨认出导联中 P 波、QRS 波群、T 波及 P-R 与 Q-T 间期以及各部分意义。

实验项目 32 期前收缩和代偿间歇

【实验任务】

学习在体蟾蜍心心跳曲线的记录方法，并通过期前收缩与代偿间歇的观察，验证心肌有效不应期特别长的特征。

【实验原理】

心肌每发生一次兴奋,其兴奋性会发生一系列的周期性变化。心肌兴奋后兴奋性变化的特点是其有效不应期特别长,约相当于机械收缩的整个收缩期和舒张早期。在此期中,任何强大的刺激均不能使之产生动作电位;在有效不应期之后,下一次窦房结的兴奋到达之前,受到一次"额外"的刺激,或窦房结以外传来"异常"兴奋,就可引起一次提前出现的收缩,称为期前收缩。期前收缩也有自己的有效不应期,如果正常窦房结的节律性兴奋正好落在心室期前收缩的有效不应期内,便不能引起心室的兴奋和收缩,出现一次兴奋"脱失",需待下一次正常节律性兴奋到达时,才能恢复正常的节律性收缩。因此,在期前收缩之后就会出现一个较长的心室舒张期,称为代偿间歇(图 11-12)。

【实验对象】

蟾蜍。

【实验材料】

BL-420 型生物机能实验系统、张力换能器、刺激电极、铁支架、双凹夹、蛙类手术器械一套、蛙板、蛙腿夹、蛙心夹、棉线、滴管、任氏液等。

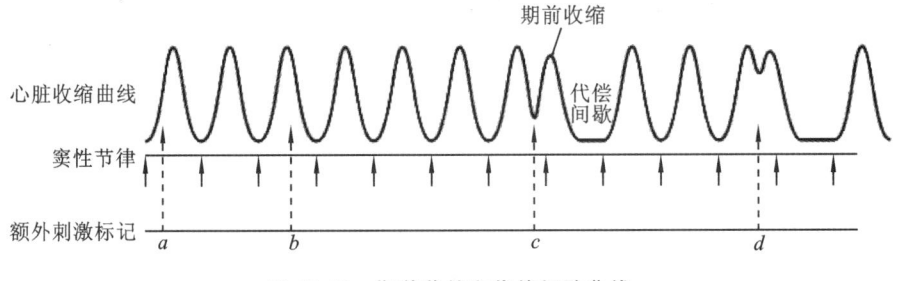

图 11-12 期前收缩和代偿间歇曲线

【实验方法和步骤】

一、手术准备

用探针刺毁蟾蜍的脑和脊髓,将其仰卧在蛙板上。从剑突下向上呈"V"形剪开皮肤,提起剑突,将粗剪刀伸入胸腔内,紧贴胸壁(避免损伤心脏和血管)沿中线打开胸腔,剪掉胸骨。将两前肢向外拉开用蛙腿夹固定,尽量打开胸腔。用眼科镊子提起心包膜,并用眼科剪刀仔细剪开心包,暴露出心脏。

二、连接实验装置

将与张力换能器相连的蛙心夹在心室舒张期夹住心尖约 1 mm。将刺激电极接触心室(或将两极分别夹在前肢肌肉和蛙心夹上),并作连接。

三、仪器调试

打开计算机,进入 BL-420 型生物机能实验系统操作界面,由菜单条实验项目→循环实验→期前收缩和代偿间歇。

四、观察项目

（1）描记心脏正常收缩曲线。

（2）用中等强度的单个阈上刺激，分别在心缩期的早、中、晚期各给予心室一次刺激，观察对心跳曲线的影响。

（3）用同等强度的刺激，分别在心舒期的中、晚期各给予心室一次刺激，观察对心跳曲线的影响。

【实验要求和注意事项】

1. 破坏蟾蜍的脑和脊髓要完全。

2. 经常滴加任氏液，保持心脏湿润。

3. 张力换能器与蛙心夹之间的连线应有一定的张力。

【观察项目】

绘制虚拟实验中单个阈上刺激收缩曲线，分别绘制虚拟实验中在心缩期的早、中、晚期各给予心室一次刺激的心跳曲线。

【分析与思考】

1. 说出期前收缩和代偿间歇产生的原因。

2. 心率过快或过慢时，对期前收缩及代偿间歇有何影响？为什么？

（张晓丽　　童学红）

第十二章 感觉器官

实验项目33 感觉器官大体标本观察

【实验任务】

1. 在眼球的标本上辨认出眼球的三层膜和晶状体。
2. 在眼副器的标本上观察到眼外肌和泪腺。
3. 在前庭蜗器的标本上辨认出外耳、中耳和内耳的位置与主要形态。

【实验材料】

眼球标本、眼副器标本、前庭蜗器标本等。

【实验内容及方法】

一、视器标本

（1）眼球标本：辨认眼球三层壁的结构，观察角膜、巩膜和晶状体的形态。

（2）眼副器标本：观察眼外肌和泪腺的形态、位置。

二、前庭蜗器标本

观察：①外耳的耳廓、外耳道和骨膜的形态；②中耳的鼓室、咽鼓管、乳突小房和鼓室内的听小骨的形态；③内耳的形态。

【实验报告】

填一填：

眼球水平切面

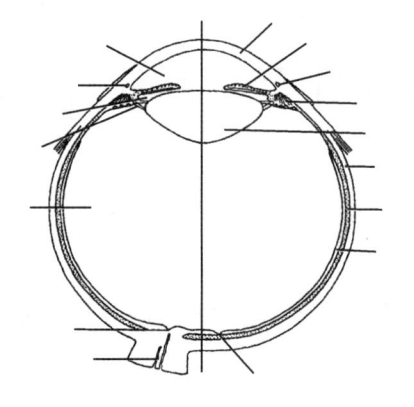

实验项目 34　视敏度的测定

患者,女,17 岁,近期上课时,看黑板上的字出现模糊不清的状态,家长带其检查视力,初步诊断为近视。

请问:1. 正确检查视力的方法是什么?

2. 何为近视? 如何预防近视?

【实验任务】

学习使用视力表测定视力的原理和方法。

【实验原理】

能看清文字或图形所需要的最小视角是确定人视敏度(视力)的依据。在距表 5 m 处能辨认第 10 行字即认为是正常视力,并规定其视力为 1.0。

【实验对象】

正常人。

【实验材料】

视力表、遮眼板、指示棒等。

【方法和步骤】

1. 在适当位置挂好视力表。

2. 受试者单眼测定视力。

3. 如视力低于 4.0 时,令受试者向视力表方向移近,到能辨别为止。

4. 同法测定另一眼的视力。

【注意事项】

指导学生站在 5 m 以外;用遮眼板遮挡眼睛,不要用力按压。

【实验结果】

左眼_____,右眼_____。

实验项目 35　瞳孔对光反射

【实验任务】

学会瞳孔对光反射的检查方法。

【实验原理】

视网膜受光刺激后,通过中脑的两侧动眼神经副核而引起双眼的瞳孔括约肌收缩、瞳孔缩小,从而控制射入眼内的光量。检查反射可了解包括中脑在内的反射弧是否正常。

【实验对象】

正常人。

【实验材料】

手电筒等。

【方法和步骤】

一、瞳孔对光反射

（1）直接对光反射：在光线暗处将开亮的手电筒移向一侧瞳孔，观察瞳孔直径变化，同法检测另一侧。比较两侧变化是否相同。

（2）间接对光反射（互感现象）：实验者用手在鼻梁处隔开两眼视野，再用手电筒只照射一只瞳孔，观察另一侧瞳孔是否有变化。

二、瞳孔近反射

让受检者双眼注视近前方远处自己的一指示，并由远及近移到自己的眼前，同时观察瞳孔和视轴的变化。

【讨论】

写出瞳孔对光反射的反射弧和生理意义。

实验项目 36　色 盲 检 查

【实验任务】

了解色觉异常的检查方法。

【实验原理】

人眼的视网膜有很强的辨色能力，至少能辨别180多种颜色，辨别能力发生障碍时称为色盲。色盲可分为全色盲和部分色盲两种。

【实验对象】

正常人。

【实验材料】

色盲检查图等。

【检查步骤】

1. 在明亮弥散光下（日光不可直接照到图上），展开检查图。

2. 受检者双眼以距离图面60～80 cm为标准，一般先用"示教图"教以正确读法。如受检者已知读法，就可任选一组让其读出图上数字或图形，越快越好，一般3 s就可得答案，最长不得超过10 s。

检查图共分5组：1、2、3、4组为先天性色觉检查之用，可任选一组进行检查；检查后天性色觉障碍，可采用第5组。

3. 有可疑者，应反复检查，以求确实。因为正常者偶不留意，也会误读；而色盲者特别是色弱者所读也会有偶中者。

实验项目 37　声音的传导途径

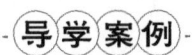

　　患者,女,29岁,2周前感冒后,开始出现咽痒、干咳等症状,后伴有耳痛、耳鸣、听力改变,医院就诊,诊断为化脓性中耳炎。

　　请问:1. 什么原因导致中耳炎的发生?

　　　　　2. 怎样检查患者的听力是否正常?

　　　　　3. 听力的产生原因是什么?

【实验任务】

　　掌握声音的传导途径,比较气导和骨导的异同点。了解临床上鉴别传音性耳聋与感音性耳聋的试验方法和原理。

【实验原理】

　　声波传入内耳的途径可分为气导和骨导。在正常情况下,空气传导的功效大于骨导。在患传音性耳聋时,骨导大于气导。若为感音性耳聋,则空气传导与骨导均有不同程度减退。临床上用此原理鉴别耳聋的性质。声音传导测试结果判断见表 12-1。

表 12-1　声音传导测试结果判断

检查方法	结　　果	临床判断
任内试验	阳性(气导＞骨导)	正常耳
	阴性(气导＜骨导)	传音性耳聋
韦伯试验	两耳相同(两侧骨导相同)	正常耳
	偏向患侧(患侧气导干扰减弱)	传音性耳聋
	偏向健侧(患侧感音功能障碍)	感音性耳聋

【实验对象】

　　正常人。

【实验材料】

　　音叉(频率为 256 Hz 或 512 Hz)、棉球、橡皮锤等。

【方法和步骤】

一、任内试验

　　(1)用橡皮锤敲击音叉,将音叉柄置于受检者一侧颞骨乳突处。当听不到声音时立即将音叉移至外耳道口 0.5 cm 处,又可重新听到声音。若先将音叉置于外耳道口处,当听不到声音时再将音叉柄移至颞骨乳突处,仍听不到声音,说明气导大于骨导,任内实验阳性。

　　(2)用棉球塞住同侧耳孔,模拟传导性耳聋,重复上述步骤,任内实验阴性。

二、韦伯试验

（1）主试者将振动的音叉柄置于受检者前额正中发际，令其比较两耳听到的声音强度，两耳相同。

（2）用棉花塞一侧耳孔，模拟传导耳聋，重复上述实验。

【实验注意事项】

1. 音叉严禁在硬物上敲击，以防损坏。

2. 要使音叉振动方向正对外耳道口，不能触及耳廓及头发。

3. 室内保持安静，尽量减少外界干扰。

【思考题】

写出声波传入内耳的途径。

实验项目 38 错 觉

一、赫尔曼错觉

1. 错觉可以发生在知觉水平，也可以发生在感觉水平，但绝大多数错觉都是发生在知觉水平的。下面这个是极少数发生在感觉水平中的错觉之一——赫尔曼栅格错觉。

2. 大多数人所见：盯着图中的白色圆，然后移动视线，如果注视其中一个白色的圆，其他的白色圆会变成灰色，试着不停移动视线，当眼睛环顾图像时，交叉处会有黑点在闪烁（图12-1）。

3. 如何解释这个幻视？这引起了一种称之为侧抑制的过程，它使得被更亮的区域包围的区域显得暗些，而被暗一些的区域包围的区域显得亮些。在这种闪烁错觉中，眼球的运动非常重要。在视觉研究领域有相关的文章，但它本质的原因仍没有被充分了解。

二、弗雷泽螺旋

1. 弗雷泽螺旋是最有影响的幻觉图形之一。

2. 大多数人所见：你所看到的好像是个螺旋，但其实它是一系列完好的同心圆！这幅图形如此巧妙，以至于会促使你手指沿着错误的方向追寻它的轨迹。

3. 如何解释这个幻视：每一个小圆的"缠绕感"通过大圆传递出去产生了螺旋效应。遮

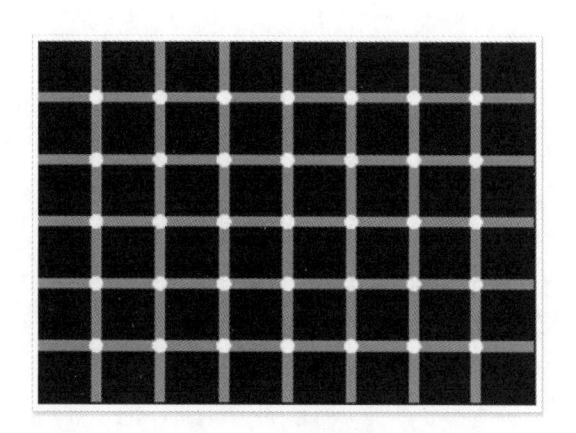

图 12-1　赫尔曼错觉图

住插图的一半,幻觉将不再起作用。1906 年英国心理学家詹姆斯·弗雷泽创造了整个系列缠绕线的幻觉图片(图 12-2)。

三、填充错觉

1. 看看下图,中间有一个黑点,周围是一团灰雾。

2. 大多数人看到什么? 盯着黑点目光不要移动,你觉得灰雾消失了! 大多数人当他们凝视黑点的时候都感到灰雾消失了,从中心的黑点向外灰雾逐渐由黑变浅,这种渐变与视觉的停留过程是一致的。当然如果你的目光随意移动的话,灰雾的视像一直保留在视网膜上。当你注目盯着黑点时,灰雾逐渐减弱直到消失,而背景的颜色取而代之(图 12-3)。

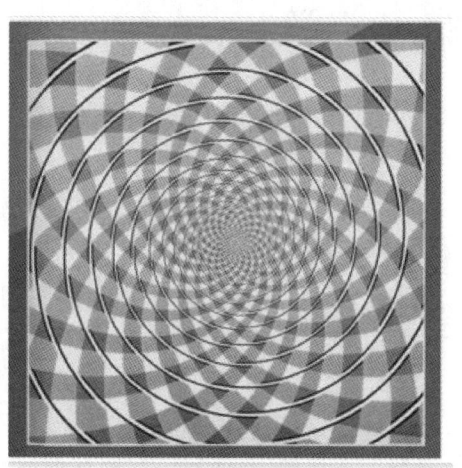

图 12-2　弗雷泽螺旋图

图 12-3　填充错觉图

3. 如何解释这个幻视? 我们的眼睛不习惯于固定的刺激,视觉中有一个系统调节眼球的运动使物体的视像保持在视网膜上的某个固定的区域,我们将这个系统称之为视觉稳定系统。

（周树启）

第十三章 神经系统

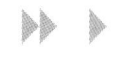

实验项目 39 神经系统大体标本观察

【实验任务】

1. 在脊柱和脊髓标本上观察到脊髓的位置、形态和脊髓内灰质、白质的位置。

2. 在颅正中矢状切面上观察到脑的形态、位置和分部。

3. 在脑干、小脑、大脑半球和脑正中矢状切面上辨认脑的各部形态、结构和血管的名称、分布。

4. 在脊髓和脑的被膜标本中,辨认脊髓和脑的被膜层次和形成结构。

5. 在躯干、上肢和下肢标本上观察到颈丛、臂丛、腰丛、骶丛的位置,并辨认出上肢和下肢主要脊神经的位置与走行。

6. 在头颈部标本上辨认出主要脑神经的位置与走行。

【实验材料】

暴露椎管的脊柱标本、脊髓标本、脑整体标本、脑干标本、小脑标本、大脑半球标本、脑正中矢状切面标本、脑血管标本、脑被膜标本、躯干标本、上肢神经血管标本、下肢神经血管标本、头颈部神经血管标本。

【实验内容及方法】

一、脊髓标本

(1)暴露椎管的脊柱标本:观察脊髓位置、颈膨大、腰骶膨大、脊髓圆锥、脊神经根。

(2)脊髓外形和横切片标本:观察脊髓的外形以及相连的脊神经根、脊神经节;脊髓灰、白质的分布,脊髓中央管的位置。

二、脑标本

(1)脑整体标本:观察脑的形态、分部、脑在颅腔中的位置。

(2)脑干外形和横切片标本:观察脑干的外形和分部、十对脑神经与脑干相连的部位;脑神经核与白质的分布情况。

(3)小脑外形和切片标本:观察小脑蚓、小脑半球、小脑扁桃体的形态;小脑皮质、髓质和小脑核的分布情况。

(4)脑正中矢状切面标本:观察间脑的位置、形态和分部;第三脑室的位置;下丘脑与垂体的位置关系。

(5)大脑半球标本:观察上外侧面、内侧面和下面。依次观察:①大脑半球的 3 条沟和 5

个叶;②大脑半球各面的主要沟和回的名称、位置与形态。

（6）脑水平切面标本:观察大脑皮质不同部位厚度的差别;基底核中豆状核、尾状核的形态;大脑髓质中内囊的位置和形态、分部;侧脑室的形态及脉络丛。

三、脊髓和脑的被膜、血管标本

（1）脊髓被膜标本:由外向内逐层观察硬脊膜、脊髓蛛网膜和软脊膜;观察硬膜外隙和蛛网膜下隙的位置。

（2）脑被膜标本:观察硬脑膜的形态;大脑镰和小脑幕的形态、结构;主要硬脑膜窦的名称、位置。

（3）脑血管标本:观察椎动脉、基底动脉、颈内动脉末端,大脑前、中、后动脉的形成与分布;大脑动脉环的位置和形成。

四、脊神经标本

（1）躯干血管神经标本:颈丛、臂丛、腰丛和骶丛的位置。胸壁和腹壁脊神经的分布。

（2）上肢神经血管标本:观察臂丛的主要分支:正中神经、尺神经、桡神经的走行及分布。

（3）下肢神经血管标本:观察腰丛的分支:股神经的走行与分布;骶丛的分支:臀上神经、臀下神经、坐骨神经及分支胫神经和腓总神经的走行与分布。

五、脑神经标本

（1）眼眶内结构标本:观察视神经、动眼神经的走行与分布。

（2）头颈部神经血管标本:观察三叉神经的三支:眼神经、上颌神经和下颌神经的走行与分布;观察面神经的走行与分布;舌下神经的走行与分布。

（3）迷走神经标本:观察迷走神经的走行与分布。

【实验报告】

填一填:

1. 脊髓与脊神经

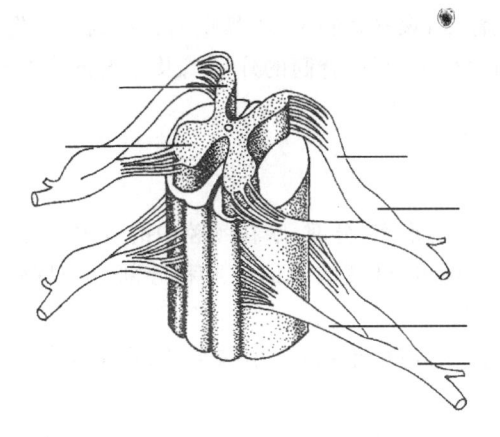

2. 大脑半球背外侧面

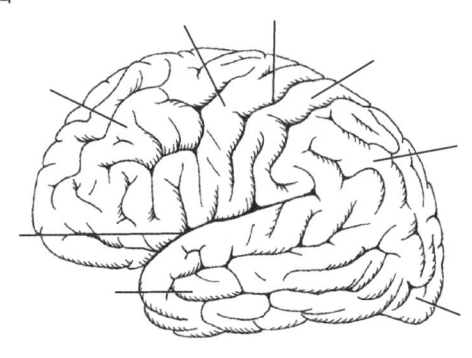

3. 脑底动脉

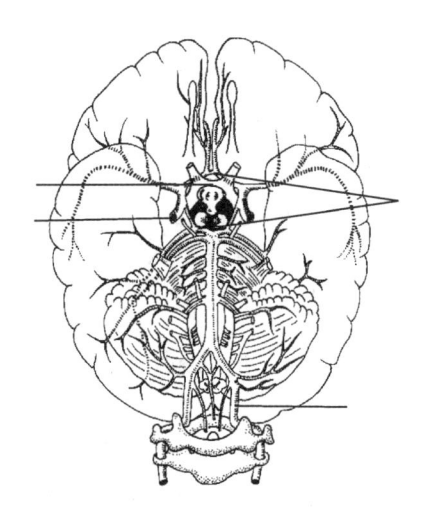

实验项目 40　动物小脑损毁观察

【实验任务】

观察毁小脑动物的异常表现,了解小脑对躯体运动的调节作用。

【实验原理】

小脑对躯体运动起着重要的调节作用,当小鼠一侧小脑损伤时,由于破坏的部位和程度的不同,将出现身体向一侧旋转或翻滚的症状。

【实验对象】

小鼠。

【实验材料】

探针、剪刀、大烧杯、棉球、乙醚等。

【实验步骤】

一、术前观察

手术前观察正常小鼠的运动情况。

二、麻醉

将小鼠罩于烧杯内,然后放入一团浸透乙醚的棉球,待其呼吸变为深而慢且不再有随意运动时,将其取出。

三、手术

将小鼠俯卧于鼠台上,用镊子提起头部皮肤,用剪刀在两耳之间头正中横剪一小口,再沿正中线向前方剪开长约 1 cm,向后剪至枕部耳后缘水平,将头部固定,剥离颈肌暴露颅骨,通过透明的颅骨可看到顶间骨下方的小脑,顶间骨一侧的正中,用 9 号注射针头垂直刺入深约 2 cm,再将针头稍作搅动,以破坏该侧小脑,针头拔出后用棉球压迫止血(图 13-1)。

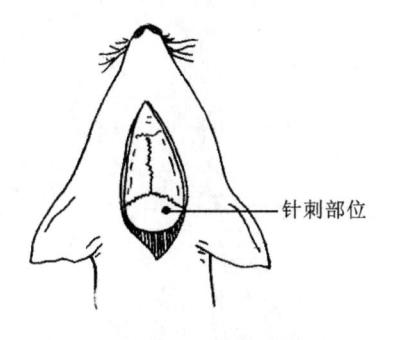

——针刺部位

图 13-1 小鼠小脑针刺部位

四、术后观察

放开小鼠,待小鼠清醒后观察其运动情况,此时可见小鼠行走不平衡,总向伤侧的方向旋转或翻滚,其站立及肢体肌紧张度有明显变化。

【观察项目】

观察小鼠的运动情况:

1. 向伤侧旋转、翻滚。

2. 注意其姿势不平衡,走路不稳定。

3. 肢体肌紧张的改变等。

【注意事项】

1. 麻醉不可过深,以防死亡,也不要完全密闭烧杯,避免窒息死亡。

2. 捣毁小脑时不可刺入过深,以免伤及中脑、延髓或对侧小脑,也不能过浅,以免现象不明显。

【思考题】

小脑的主要功能是什么?

实验项目 41　人体肌肉反应

【实验任务】

1. 对前臂神经进行电刺激,观测肌肉对刺激强度变化反应,了解单收缩现象。

2. 对前臂神经进行电刺激,通过肌肉对刺激频率变化的反应,观测强直收缩现象。

3. 使用握力计测定人体握力体重指数,并观测持续性收缩期间最大力的衰减。

【实验原理】

当骨骼肌受到一次阈上刺激,出现了一次机械收缩,就是单收缩。单收缩的过程分为三个时期:潜伏期、收缩期和舒张期。

当后一收缩发生在前一收缩的舒张期时,称为不完全强直收缩;后一收缩发生在前一收缩的收缩期时,各自的收缩则完全融合,肌肉出现持续的收缩状态,称为完全强直收缩。

【实验对象】

正常人。

【实验材料】

BL-420 型生物机能实验系统等。

【实验步骤】

一、刺激强度与反应的关系

刺激强度过大或刺激频率过高时应注意受试者的反应,如有不适立即停止。

（一）仪器连接

（1）将 BL-420 型生物机能实验系统（图 13-2）接上电源,以 USB 线与计算机连接。

（2）将指脉换能器与 CH1 连接,握力传感器与 CH2 连接。

（3）将指脉换能器感受片向上平放,用胶布将绑带展平固定在桌面上。

（二）测试

（1）受试者安静坐好,将刺激器两个刺激贴片沿手臂长轴方向贴在手腕处,注意固定要牢靠,防止实验过程中贴片脱落。

（2）受试者将一只手手心向下轻放在桌面,使中指轻轻搭在指脉换能器感受片上。让受试者保持舒适的姿势,不会因为除了电刺激外的其他因素晃动手臂。

（3）点击开始,进行实验。缓慢增大刺激器强度旋钮,直至看到明显波形为止,此时可添加注释:刺激阈值。

（4）梯度式增大刺激强度,注意强度的增量要相同。在受试者可接受的范围内,选择合适的增量将刺激强度进行 3～5 次的增加,同时观察波形的变化。增量完成后可点击停止。

（5）若在此期间未看到明显的波形变化,则适当调节强度增量,重新进行实验步骤（4）。

二、刺激频率与反应的关系

1. 仪器、电极仍按照刺激强度与反应的关系实验中摆放,受试者也按照刺激强度与反

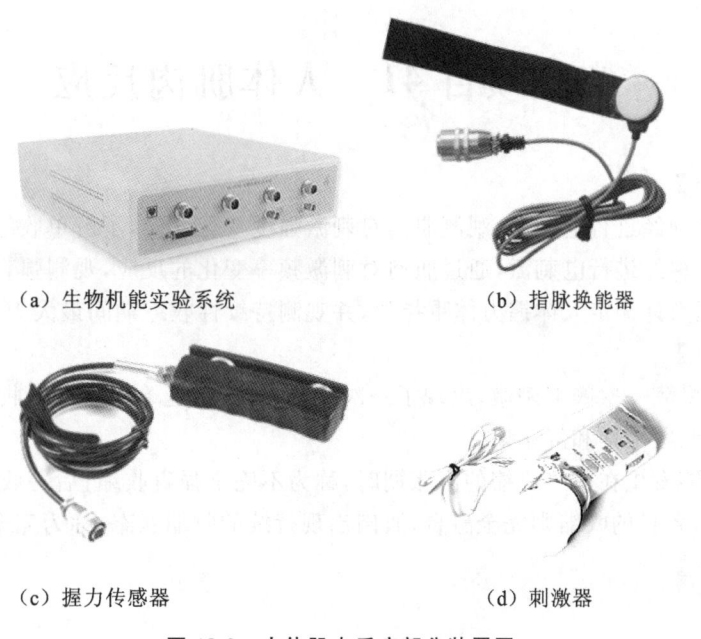

（a）生物机能实验系统　　　　　　（b）指脉换能器

（c）握力传感器　　　　　　　　　（d）刺激器

图 13-2　人体肌肉反应部分装置图

应的关系实验中坐好。

2. 点击开始按照刺激强度与反应的关系实验中寻找受试者的刺激阈值，将刺激强度旋钮固定在稍大于刺激阈值的挡位上。

3. 缓慢转动刺激频率旋钮，使刺激频率逐渐增大，观察波形的变化。当看到有明显的波形叠加现象时点击停止，但不要撤去刺激器。

4. 让受试者手心向上平放在桌面上，继续增大刺激频率，尝试观察手指在高刺激频率下产生的强直收缩反应。然后撤去刺激器，停止实验。

三、握力指数与握力疲劳

1. 受试者两脚自然分开成直立姿势，双臂自然下垂，以受试者感觉最有力的手握住握力传感器。点击开始，受试者用自己最大的力量握 3 次，取最好成绩记录至表格，即为受试者的最大握力值。

2. 握力指数即握力体重指数。将受试者的最大握力值（kg）乘以 100 然后除以他的体重（kg），所得数值就是受试者的握力体重指数。一般来讲，握力体重指数大于或等于 35 才算合格，男性以 89 分为满分，女性以 69 分为满分。

3. 让受试者保持他的最大握力持续 10 s 左右，休息 3～5 s 后继续保持最大握力 10 s，如此 3～5 次后，测量此时受试者的最大握力值，将结果记录至表格。并计算最大握力衰减的程度：（初始最大握力－衰减后最大握力/初始最大握力）×100%。

4. 让受试者休息一会儿，然后保持最大握力值的 60% 持续 10 s，然后让受试者闭上眼睛，此时添加标记：闭眼，继续 30 s，观察握力曲线的变化。

【实验结果】

1. 刺激强度与反应的关系实验所得的波形图。

2. 刺激频率与反应的关系实验所得的波形图。

3. 握力指数与握力疲劳实验所得的波形图。

4. 最大握力的测定。

【思考题】

1. 单增加刺激的频率,肌肉收缩强度会增加吗? 为什么?

2. 强直收缩对于我们人体有什么生理意义?

3. 不同部位的肌肉组织出现强直收缩的频率相同吗? 为什么?

4. 为什么闭上眼睛后,握力曲线会出现下降趋势?

实验项目 42　人体脑电图描记

【实验任务】

1. 学习人体脑电图的记录方法。

2. 了解正常脑电图 α 波形。

3. 观察思维活动和刺激对脑电 α 波的影响。

【实验原理】

1929 年,在德国耶拿工作的精神学者 Hans Berger 向世界宣布:从此不用打开颅骨便可记录大脑发出的弱电流信号,并且在运动的纸张上记录并描绘图形(图 13-3)。Berger 称之为脑电图。从此该技术改变了记录大脑功能状态的现状,比如应用于睡眠、麻醉、缺氧和中枢性疾病,如癫痫症。

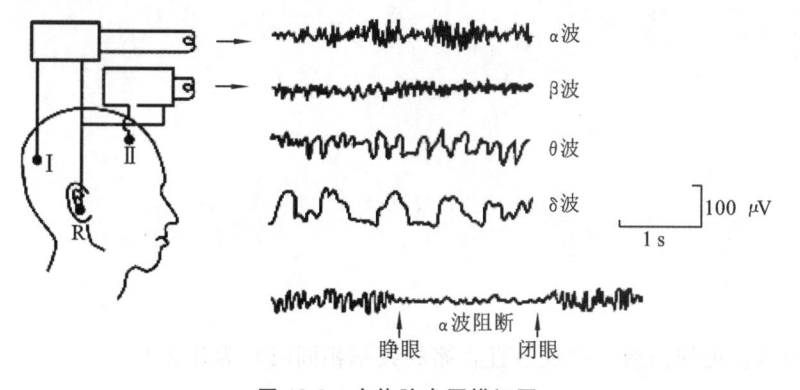

图 13-3　人体脑电图描记图

使用不同的方式、时间和在大脑的不同部位检测,其脑电图的节奏会有所改变。如果大脑在从事精神活动,α 脑电波(静息状态呈现)会消失,快波 β 电波会表现出来。这项技术立即被神经科医生用于对于癫痫病灶的定位检查(大脑中痉挛点,导致局部病变,肿瘤或功能改变)。

人体组织细胞总是在自发地不断地产生着很微弱的生物电活动。利用在头皮上安放的电极将脑细胞的电活动引出来,并经脑电图机放大后记录在专门的纸上,即得出有一定波形、波幅、频率和位相的图形、曲线,即为脑电图。当脑组织发生病理或功能改变时,这种曲线即发生相应的改变,从而为临床诊断、治病提供依据。

δ 波,频率为每秒 1~3 次,当人在婴儿期或智力发育不成熟、成年人在极度疲劳和昏睡状态下,可出现这种波段。

θ 波,频率为每秒 4~7 次,成年人在意愿受到挫折、抑郁时以及患精神病时极为显著。但此波为少年(10~17 岁)的脑电图中的主要成分。

α 波,频率为每秒 8~13 次,平均数为 10 次左右,它是正常人脑电波的基本节律,如果没有外加的刺激,其频率是相当恒定的。人在清醒、安静并闭眼时该节律最为明显,睁开眼睛或接受其他刺激时,α 波即刻消失。

β 波,频率为每秒 14~30 次,当精神紧张和情绪激动或亢奋时出此波,当人从睡梦中惊醒时,原来的慢波节律可立即被该节律所替代。

在人心情愉悦或静思冥想时,一直兴奋的 β 波、δ 波或 θ 波便弱了下来,α 波相对来说得到了强化,因为这种波形最接近右脑的脑电生物节律。

【实验对象】

正常人。

【实验材料】

人体脑电图描记实验器材见图 13-4。

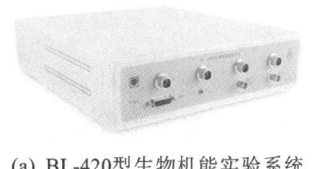

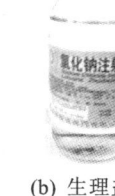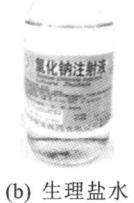

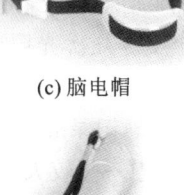

| (a) BL-420型生物机能实验系统 | (b) 生理盐水 | (c) 脑电帽 |

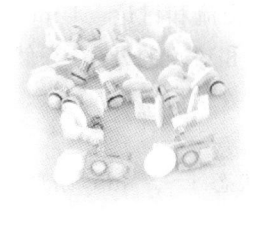

| (d) 镀银脑电电极 | (e) 信号输入线 | (f) 手电筒 |

图 13-4 人体脑电图描记实验器材

【实验步骤】

一、α 波的观察与识别

1. 将 BL-420 型生物机能实验系统接上电源,以 USB 线与计算机连接。这个实验的受试者最好由性格内向的男生来担任,这样可以尽快出现 α 波。

2. 实验前先将两个普通镀银脑电电极和两个带夹片的参考电极放入生理盐水中浸湿,受试者佩戴好脑电帽后坐在椅子上安静一会儿。

3. 由于我们要观察的 α 波在顶部和枕部较为明显,所以我们将浸湿后的两个普通镀银脑电电极镀银头向上通过塑料凹槽固定在顶部和枕部的任意两个位置,然后可以调节电极的塑料片使电极的位置更加牢固,注意安放电极时应尽量拨开头发,让电极与头皮充分接触以利于脑电信号的采集。

4. 将两个脑电参考电极分别夹在双耳耳垂上,信号输入线一端与 BL-420 型生物机能实验系统的 CH1 连接,另一端的红、白两条信号线分别夹在两个普通镀银脑电电极的镀银头上,黑色信号线夹在其中一个参考电极镀银头上,另接一条双头夹线将两个参考电极镀银头连好。

5. 让受试者保持安静、祥和的心态,闭目养神,摒除杂念,周围环境以光线暗、较安静为最优。点击开始进行实验。

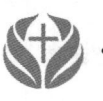

6. 观察受试者的脑电波形,当看到一组组时大时小,呈现梭状的波形时点击停止,测量其频率,若在 8～13 Hz 即为 α 波。此时点击停止,添加注释:α 波。

二、α 波的阻断

1. 仪器与电极仍保持 α 波的观察与识别实验的接法,点击开始进行实验。让受试者闭目养神,清醒安静,至出现 α 波时添加注释标记 α 波的出现。

2. 让受试者睁开眼睛,添加注释:睁眼。数秒后令受试者闭上眼睛重新保持出现 α 波时的状态,如此反复几次后暂停实验,观察受试者在睁眼后的脑电波形发生了什么变化。

3. 给受试者一道较为复杂的计算题或者思考题,但是不要让受试者出声回答,只在心中默算即可,此时添加注释:思考。记录一段时间后暂停实验来观察思考中的脑电波形发生了什么变化。思考结束后令受试者重新保持出现 α 波时状态。

4. 拿起手电筒,打开电源照射受试者眼睛,此时添加注释:光刺激。数秒后关闭手电筒,如此反复几次光照后暂停实验,观察受试者在受到光源刺激后脑电波形发生了什么变化。然后令受试者重新保持到出现 α 波时状态。

5. 安静记录 α 波 1 min,期间周围不要发出任何声音,不要交流和讨论。1 min 后让小组成员制造一些较大的声音,比如打电话或手机铃声的响起、门和窗户的开闭、突然的大声喊叫,此时要添加注释:声刺激。注意制造声响时要有突然性。数秒后暂停实验,观察受试者在受到声响刺激后脑电波形的变化。

6. 根据受试者情况使其保持呼吸频率在 30～50 次/分的状态 1～3 min,添加注释:过度换气。过度换气结束后暂停实验观察受试者在过度换气期间脑电波形的变化,然后点击停止实验。

【脑电波的观察与识别】

1. α 波实验所得的波形图。

2. α 波的阻断实验所得的波形图。

【思考题】

1. 什么是 α 波阻断现象? 为什么会出现这种现象?

2. 在完全黑暗中睁闭眼也会出现 α 波阻断吗? 为什么?

实验项目 43 人体腱反射的检查

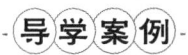

> 患者,男,36岁,酒醉后车祸入院,因失血过多处于昏迷状态,除监测生命体征外,还急需判断患者神经系统是否受损,以便采取相应的治疗措施。
>
> 请问:患者处于昏迷状态,应进行哪些神经系统的检查?

【实验任务】

学会几种人体腱反射的检查方法。

【实验原理】

当肌肉受到一次较强而短促的牵拉时,引起该肌肉的一次收缩,即为腱反射。临床上常用检查某些腱反射来了解神经系统的功能状态。

【实验对象】

正常人。

【实验材料】

叩诊锤等。

【实验步骤】

一、肱二头肌反射

肱二头肌反射是指叩击肱二头肌腱,产生屈肘的反射。传入神经为肌皮神经内的感觉纤维,反射中枢为颈5～6脊髓灰质,传出神经为肌皮神经的躯体运动纤维,效应器为肱二头肌。

临床表现:受试者端坐位,检查者用左手托住受试者的右肘部,左前臂托住受试者的右前臂,并将左手拇指按在受试者的右肘部肱二头肌肌腱上,然后右手用叩诊锤叩击左拇指,正常反应为受试者前臂快速屈曲(图13-5)。

临床意义:如反射亢进、减低或消失均为病理性改变。

二、肱三头肌腱反射

临床表现:仰卧位是此反射检查的最佳办法:肘关节稍呈直角屈角,前臂在肋弓外与体轴呈直角,上臂靠近胸廓的上外缘,检查者握住上臂,叩击肱三头肌稍上方(鹰嘴上方1.5～2 cm处),反应为前臂伸直(图13-6)。

临床意义:肱三头肌反射的反射弧的反射中心在颈6～7节,由桡神经传导。肱三头肌反射异常,提示上述反射弧有损害。

三、膝跳反射

检查过程:受试者坐位,一条腿自然搭在另一条腿上,检查者手持叩诊锤,轻叩受试者膝

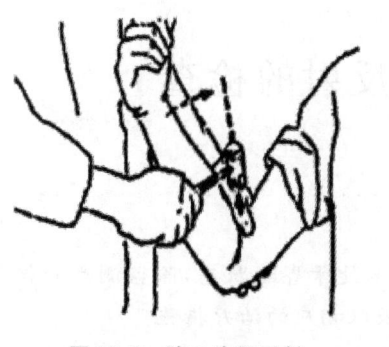

图 13-5　肱二头肌反射

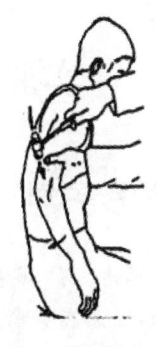

图 13-6　肱三头肌反射

盖下方股四头肌肌腱。注意观察小腿反应,正常反应为小腿前伸(图 13-7)。

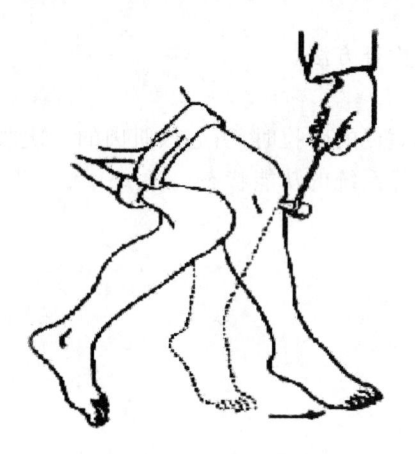

图 13-7　膝跳反射

临床意义:反射的强弱、缓速可反映中枢神经系统的功能状态,临床上用以检查中枢神经系统的疾患。

【注意事项】

1. 检查时受试者肢体肌肉要尽量放松。

2. 叩击肌腱部位要正确,力量要适中。

(周树启　奚　丹)

第十四章 内分泌系统

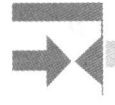

实验项目 44 内分泌大体标本观察

【实验任务】

1. 在内分泌概观标本上辨认出各内分泌腺的位置和形态。

2. 在各内分泌分离标本上观察到各内分泌腺的形态及毗邻。

【实验材料】

大体标本：颅正中矢状切面标本，喉、气管和甲状腺标本，肾和肾上腺标本等。

【实验内容及方法】

一、内分泌标本

在内分泌标本（儿童）上找到，并观察甲状腺、肾上腺、胸腺、性腺在体内的位置。

二、内分泌腺分离标本

（1）颅正中矢状切面标本：观察垂体的位置、形态以及与下丘脑的关系。

（2）喉、气管和甲状腺标本：观察甲状腺的位置和形态以及与喉、气管的毗邻关系。

（3）肾与肾上腺标本：观察肾上腺的位置和形态以及与肾的关系。

【实验报告】

找一找：

标注内分泌腺的名称及位置

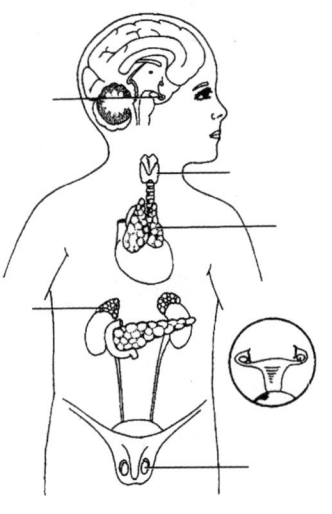

实验项目 45　内分泌组织切片观察

【实验任务】

在甲状腺和肾上腺组织切片上辨认出各器官的微细结构。

【实验材料】

组织切片:甲状腺、肾上腺组织切片等。

【实验内容及方法】

一、甲状腺切片

(一)低倍镜观察

可见许多大小不等的甲状腺滤泡的断面,滤泡腔内有染成深红色的胶状物质。

(二)高倍镜观察

滤泡壁由单层立方上皮构成,在甲状腺滤泡上皮之间或滤泡之间可以找到染色较浅的滤泡旁细胞。

二、肾上腺切片

(一)低倍镜观察

表面为结缔组织构成的被膜,肾上腺分为表层的皮质和深层的髓质两部分。肾上腺皮质位于表层,按颜色不同,由浅入深又依次可见球状带、束状带和网状带三个带。

(二)高倍镜观察

(1)球状带:较窄,细胞体积较小,染色较深,细胞排列成团块状。

(2)束状带:占皮质的大部分,细胞体积较大,染色较浅。细胞排列成束状。

(3)网状带:宽度介于前两者之间,细胞排列成索状,互相交织成网。

(4)髓质:主要由髓质细胞构成,细胞核呈圆形,位于细胞中央,细胞排列成索状,细胞团之间有血窦。

三、脑垂体

(一)肉眼观察

切片大致呈椭圆形,色深大部分是远侧部,色浅为神经部,两者间为中间部。

(二)低倍镜观察

腺体表面包有结缔组织被膜。远侧部细胞密集成团、成索,有红、有蓝,细胞团之间有血窦;神经部染色较浅,细胞成分少,主要为神经纤维;中间部狭长,偶尔可见单层细胞围成的滤泡,滤泡内充满胶体。

（三）高倍镜观察

1. 远侧部

（1）嗜酸性细胞：远侧部的中央最多，胞体较大，圆形或椭圆形，核圆形，胞质内含有粗大的嗜酸性颗粒，染成红色。

（2）嗜碱性细胞：数量较少，多分布在远侧部的周边，细胞大小不等，圆形或多边形，核圆形或椭圆形，胞质内含有嗜碱性颗粒，染成紫蓝色。

（3）嫌色细胞：数量最多，常成群存在，细胞较小，圆形或多边形，染色浅，细胞轮廓不明显。

2. 中间部　细胞多围成滤泡，滤泡上皮为立方或柱状，滤泡周围还有一些嫌色细胞和嗜碱性细胞。

3. 神经部　主要为神经胶质细胞和无髓神经纤维，其中有丰富的毛细血管。此区域可见垂体细胞（神经胶质细胞的一种），其形态不规则，胞质内有棕黄色色素颗粒；此外，还可见大小不等的胶体性团块，嗜酸性。

【实验报告】

填一填：

1. 甲状腺微细结构

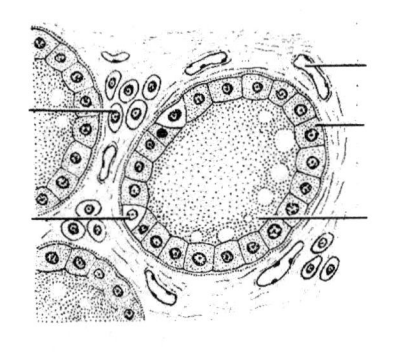

2. 肾上腺微细结构

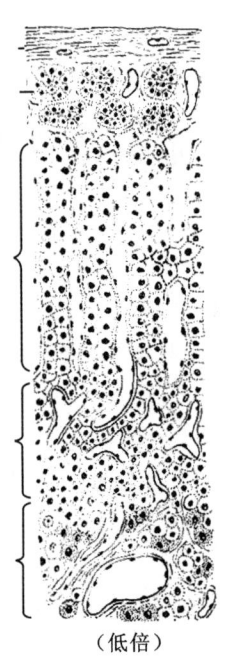

（低倍）

3. 脑垂体模式图

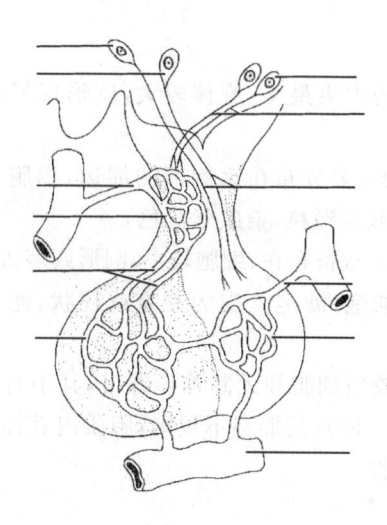

4. 脑垂体结构图

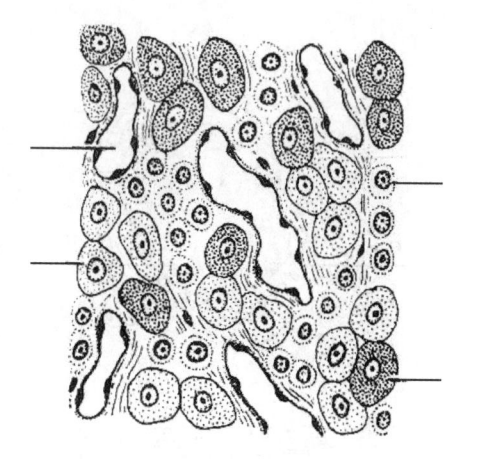

实验项目 46　胰岛素降血糖作用及过量反应与急救

导学案例

　　患者,男,55 岁,患者较为肥胖,BMI＝29,近来出现不明原因的体重下降,经常口渴,多尿。饭前出现低血糖现象,检查发现血糖 8.1 mmol/L,餐后血糖 12.3 mmol/L。

　　请问:1. 人体降低血糖的激素是什么?

　　　　　2. 何谓糖尿病? 糖尿病患者为什么经常口渴、多尿、体重下降?

【实验任务】

观察胰岛素降低血糖动物的表现,了解胰岛素等激素对血糖的影响。

【实验原理】

胰岛素使血糖浓度降低,肾上腺素可使血糖浓度升高。通过对实验动物注射适量的胰岛素,观察低血糖时动物出现的惊厥,甚至休克表现,然后注射适量肾上腺素,可见低血糖症状消失,从而了解胰岛素和肾上腺素对血糖的影响。

【实验对象】

小鼠。

【实验材料】

注射器、针头、鼠笼、恒温水浴锅、胰岛素溶液(2 U/mL)、0.1%肾上腺素溶液、50%葡萄糖溶液、酸性生理盐水等。

【实验步骤和方法】

一、动物分组

取禁食24～36 h小鼠5只,称重后分别编号,分对照组1只和实验组4只。

二、观察记录

给4只试验鼠每只腹腔注射溶液胰岛素(0.1 mL/10 g体重),对照鼠同法注入等量酸性生理盐水。等试验鼠出现低血糖症状后,1只腹腔(或尾静脉)注射20%葡萄糖溶液1 mL;一只皮下(或尾静脉)注射0.1%肾上腺素0.1 mL;1只腹腔(或尾静脉)注射酸性生理盐水1 mL;一只未经处理,观察、详细记录并比较对照组动物、注射葡萄糖、肾上腺素和酸性生理盐水的动物以及出现惊厥而未经抢救的动物的活动情况,分析所得的实验结果。

【注意事项】

1. 动物在实验前必须禁食24～36 h。

2. 注射了胰岛素的动物最好放在30～37 ℃环境中保温。

3. 要用pH 2.5～3.5的酸性生理盐水配制胰岛素溶液。

(李佳怡)